JN012102

information literacy

看護のための
情報リテラシー

ICTを活用した情報科学の基礎から
Officeの操作まで

佐瀬雄治 著

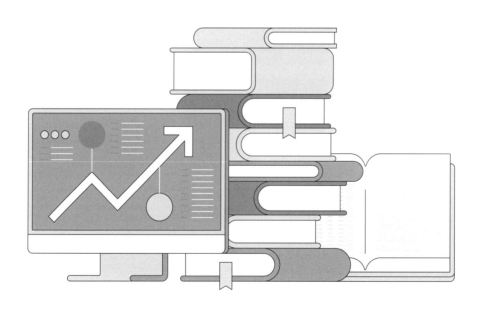

東京図書

Ⓡ 〈日本複製権センター委託出版物〉

本書を無断で複写複製（コピー）することは、著作権法上の例外を除き、禁じられています。
本書をコピーされる場合は、事前に日本複製権センター（電話：03-3401-2382）の許諾を受
けてください。

まえがき

　情報化技術の急速な進歩により、さまざまな情報機器が生活および看護の場にもあふれるようになってきている。個人の生活の場においては、スマートフォンの普及により情報端末に接する機会が増え、スマートフォンやアプリケーションの活用スキルが向上している。

　一方で、コンピュータ（パソコン）の操作という点では、日常生活において従来よりも機会が減少してきている。しかしながら、看護の現場では、ICT 化が進んでおり、病院情報システムが導入されたことで電子カルテが一般化し、コンピュータを扱い情報の記録や確認を行う機会も非常に多く、コンピュータに対する基本的知識も欠かすことができない。

　看護師として円滑に業務を進めるためにはコンピュータの基礎知識を習得するとともにコンピュータを活用できるスキルの習得も非常に重要である。本書では「情報科学」の講義として扱うべきコンピュータの基本的な仕組みからアプリケーションの仕組み、データの保護方法等を詳しく解説する。

　また、近年では情報機器の進歩により生活が便利になっている一方、多種多様の情報が生み出され、情報の活用および管理といった情報リテラシーの向上も課題となってきており、看護教育の場でもより重要視されるようになってきている。正しい情報リテラシーを身につけない状態で学生生活、実習、実際の看護の現場での業務に臨んだ場合、思わぬところで患者情報や自身の個人情報を危険にさらし、診療業務や自身の生活に多大なる影響を及ぼすことになる。本書では「情報リテラシー」の講義として扱うべき情報の取り扱い方、著作権や商標権等の知的財産権、コンピュータウイルスやランサムウェアといったマルウェアの仕組みと対策等を詳しく解説する。

　最後に、Microsoft Office 等の Office 系ソフトウェアの活用スキルは学校での学習、学習成果のまとめ、医療機関での成果発表・報告、学会発表や論文投稿の際に欠かすことができない。本書では Microsoft 365 および Office 2021 における Word、Excel、PowerPoint の基本的な操作法と、覚えておくと便利な活用方法について解説する。なお、Office 2019 以前のバージョンで、操作法について違いがあれば、その点についても言及する。

　読者には、看護の場において円滑に業務を進め、多職種間でも情報交換を滞りなく進めることができるよう、本書での学習を通して医療人として最低限必要な情報技術および情報リテラシーに関する基本的な知識を理解してほしい。

contents

カバー・本文デザイン （株）オセロ

第1章 ICTと看護

1.1 学校生活でのコンピュータの利活用

　学校での講義や学生生活において、コンピュータの存在は欠かすことができないものとなっている。教員や学生間のコミュニケーションにおいても電子メールやスマートフォンを用いたSNS が利用されるケースが増える一方、正しい使い方をしなければ自身の信用を損なう結果にもつながる。また、学校生活外においても SNS の利用によるトラブルも増加傾向にあるため、使用方法を熟知する必要がある。特に看護師を志す者として、今後は患者の個人情報に触れる機会も増加するため、これまで以上の注意が求められる（**第4章** 情報リテラシーにて詳述）。

　講義においては情報探索を行う機会が増え、課題の作成には Microsoft Office などの活用を求められるケースも多くなってきている。レポート作成では Microsoft Word を、データの集計や表・グラフ作成には Microsoft Excel を、プレゼンテーション発表には Microsoft PowerPoint を使用することが多いため、これらの基本操作の習得は必須である。特にプレゼンテーション発表は課題の取り組みや理解度を確認するために講義内で行う頻度が増えてきている。ただ作るのではなく、見る側の立場に立ったわかりやすい資料作成および発表姿勢が求められる（**第6章** 作業用ツールの解説にて詳述）。

　そして、Microsoft Office は学生生活だけではなく、看護師業務の中でも頻回に登場するツールである。報告書や各種統計の作成、院内での発表や学会発表など様々な場面で活用することが求められるため、在学中に基本的な操作方法はマスターしてほしい。特にタイピング能力は早めに向上してほしい。看護記録の入力等、日常の看護業務において文字を入力する機会は多く、入力速度が遅い場合は当該業務にかかる時間も長くなってしまう。コンピュータは普及してきているが、近年スマートフォンの普及によりタイピングをする機会が減っていることにより、キーボードの扱いに慣れていない学生も増加傾向にある。ブラウザ上で実施できる無料のタイピングソフトも複数あり、今後の看護業務を円滑に進めるためにも、空き時間等を活用しタイピング能力の向上を図ってほしい。

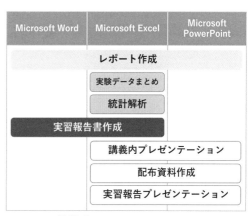

図1.1-1 学校生活でのコンピュータ活用

表1.1-1 看護記録の記入事例

日時	看護問題	SOAP	記　事
2024年×月×日	急性疼痛	S	リハビリで歩くと右の管が入っているところに鋭い痛みが走りました。今の痛みは10段階で7くらいです。リハビリ以外ではトイレくらいしか歩いていないです。
		O	昨日レントゲンで右胸腔に胸水貯留あり、右胸腔ドレーン挿入されている。ドレーンの刺入部の痛みについて聞くと上記S話され、14：20リハビリ後に疼痛増強あり疼痛時指示のロキソプロフェンNa 60 mg 1錠内服する。鎮痛剤内服後は1時間程度で疼痛軽減あり。医師に相談し、夕食後よりロキソプロフェンNa 1日3回各食後で内服開始となる。
		A	右胸腔ドレーン挿入部の痛みにより活動が制限されていたが、鎮痛剤を1日3回で内服開始したことでトイレ以外の歩行機会ができたか、リハビリなどの活動時の疼痛軽減につながったか観察を続けていく。
		P	プラン継続

※上記の看護記録は担当患者分を入力することとなり、上記の例文で **1患者350字**程度の入力

> **Column**　**気軽に利用できるタイピングソフト**

　タイピングを練習するソフトウェアには様々なものがあるが、ブラウザ上で気軽に利用できるタイピングソフトも数多く登場している。その中でも学生の間でよく使われているものとして e-typing（https://www.e-typing.ne.jp/）や回転ずしを模した寿司打（https://sushida.net/）等があるので、自身のタイピング能力向上のために活用してもらいたい。

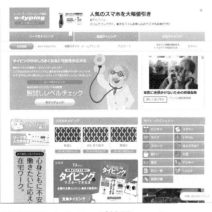

図1.1-2 タイピング練習ソフト e-typing

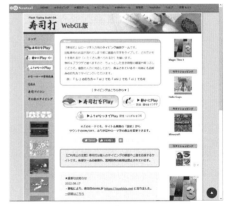

図1.1-3 タイピング練習ソフト 寿司打

1.2 活用するコンピュータのバージョンについて

　学校で操作するコンピュータでは、個人で使用しているものとバージョンが異なったり、様々なバージョンが混在したりしていることがある。コンピュータを動かす基本的なソフトウェアのオペレーティングソフトウェア（OS）は Microsoft 社の Windows が使用されることが多く、最新のものは Windows 11（2021 年登場）であるが、それ以前のバージョンである Windows 10（2015 年登場）、Windows 8（2012 年登場）を使用している場合もあり、操作方法が異なる面もあるので注意が必要である。また、サポートがすでに終了しているバージョンの OS を使用している場合、セキュリティ面で注意を払わなければならない。

　Microsoft Office は購入版では Office 2021（2021 年リリース）が最新のものであるが、Office 2019（2018 年リリース）、Office 2016（2015 年リリース）が導入されている場合もあり、バージョンによって使える機能が異なることもある。また、グレードによって使えるソフトウェアが異なるが、学校で使用するものの場合 Microsoft Word、Microsoft Excel、Microsoft PowerPoint は使用できるようになっていることが多い。個人購入するコンピュータには Microsoft PowerPoint が入っていないこともあるため、購入の際に確認が必要である。

　サブスクリプション版の Microsoft 365（2014 年登場）は月単位/年単位の支払いとなるも

表1.2-1 学校で活用される Windows のバージョンについて

Windows のバージョン	登場時期
Windows XP	2001 年 9 月
Windows 7	2009 年 9 月
Windows 8	2012 年 8 月
Windows 10	2015 年 7 月
Windows 11	2021 年 10 月

表1.2-2 学校で活用される Microsoft Office のバージョンについて

Microsoft Office のバージョン	リリース時期	使用形態	購入形態
Microsoft Office 2013	2013 年 2 月	インストール	購入版
Microsoft Office 2016	2015 年 9 月	インストール	購入版
Microsoft Office 2019	2018 年 9 月	インストール	購入版
Microsoft Office 2021	2021 年 10 月	インストール	購入版
Microsoft 365	2014 年 10 月	インストール・オンライン併用可	サブスクリプション
Web 版 Microsoft 365	2010 年 6 月	Web ブラウザ	無料

のであるが、最新のバージョンを常に使用できたり、Microsoft PowerPoint 含めすべての Office ソフトを使用したりすることができる。

　無料で使用できる Web 版 Microsoft 365 は、Web ブラウザ上で動作させることができるが、購入版の Office 2021 や Microsoft 365 と比較して使える機能に制限があるため注意が必要である。Web 版に備えられていない機能を持ったデータを開く場合、元のデータで加えた装飾が崩れる場合もある。それぞれの特性については**第6章**にて詳述する。

　実習環境においてコンピュータ本体も様々な形態が混在している。デスクトップ型のコンピュータを用いている環境ではモニタ、コンピュータ本体、キーボードが別々になっており、ノート型ではこれらは一体化されている（一部のデスクトップ型ではモニタとコンピュータ本体が一体化されているものもある）。デスクトップ型とノート型では電源の供給方法が異なるため、正しく起動するためにはこの仕組みの理解も欠かすことができない（**第2章**で詳述）。

　デスクトップ型のモニタにおいて、モニタの横と縦の比率が4:3のものを使用している施設、16:9のものを使用している施設があり、プレゼンテーションの際にスライドの表示状況が異なるといった状況も見られる。また、解像度においてはハイビジョン（92万1,600万画素）のものを使用している施設もあればその約4倍の解像度である4K（829万4,400万画素）を使用しているところもあるなど、施設によって大きく環境は異なる。

　実習環境だけではなく、各医療機関においても様々な仕様のコンピュータが用いられており、

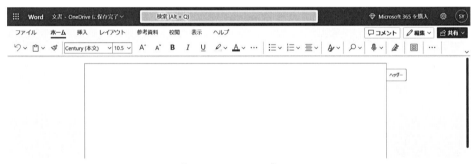

図1.2-1 Web 版 Microsoft 365（Microsoft Word）

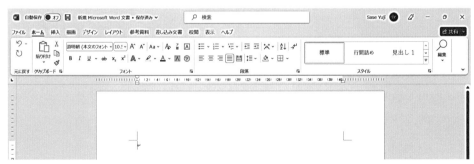

図1.2-2 サブスクリプション版 Microsoft 365 または Microsoft Office 2021
（Microsoft Word）

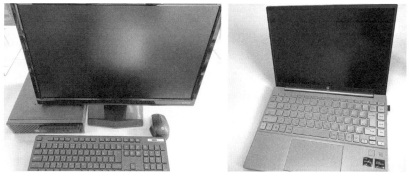

図1.2-3　デスクトップ型 PC（画像左）とノート型 PC（画像右）

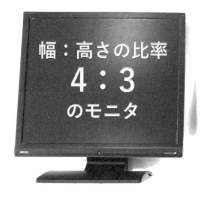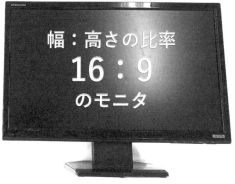

図1.2-4　モニタの形状について

古いシステムを動かすために見たことも無いような古いバージョンの OS やソフトウェアが用いられていることもある。自宅や自身で使用しているコンピュータと実習環境では異なる点もあるかもしれないが、その仕様の違いに戸惑わず、目の前にある環境を最大限に活用し、どのような環境でもコンピュータを操作できるようになることが学生生活だけでなく看護師として現場で勤務するうえでも重要である。

1.3 各部門のシステム

1.3.1 病院情報システム

　病院の中では診療業務や看護業務、各職種間での情報交換を円滑に進めるため様々なシステムが導入されている。これらのシステムを総称して病院情報システム（HIS：Hospital Information System）と呼ぶ。病院情報システムの中には診療のメインとなる電子カルテシステムや、医師から各部門への指示を伝える役割を持つオーダエントリシステム、実施情報をもとに診療報酬の計算を行う医事会計システム等があり、これらが連携して病院情報システムが構築されている。

　病院情報システムが導入される以前はカルテを含めて紙ベースでの運用がなされていたが、病院情報システムの導入により各部門の情報連携がスムーズになり、情報の利活用も促進されている。一方で、これらのシステムを利活用するためにはシステムを理解し操作できるコンピュータリテラシーが必要となる。

　本節では医療機関での看護の場において操作する機会が増えてくるであろう、病院情報システムについて、部門別に概説する。

1.3.2 電子カルテシステム

　これまで紙で運用されることが多かった診療録としての機能を電子化し、効率的に運用可能となったものが電子カルテシステムである。狭義の意味での電子カルテシステムは診療録のみの内容を指すこともあるが、看護計画・看護記録などの情報を含めたシステムが多く、これらの機能も含めて電子カルテシステムと呼ぶことも多い。

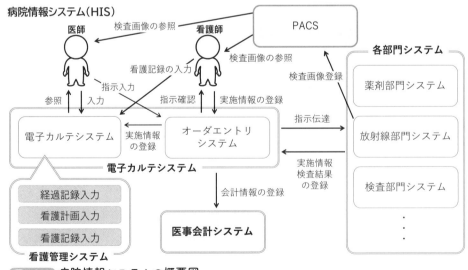

図1.3-1 病院情報システムの概要図

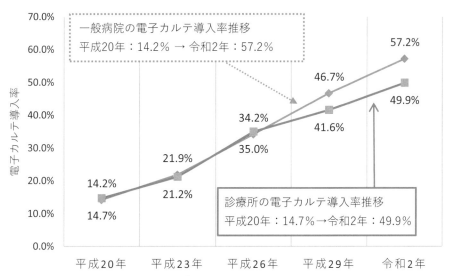

図1.3-2 電子カルテシステムの導入状況について
（厚生労働省：医療施設調査結果より）

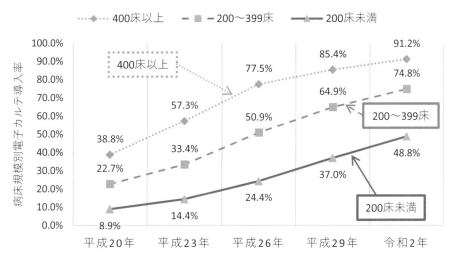

図1.3-3 病床規模別の電子カルテシステム導入状況について
（厚生労働省：医療施設調査結果より）

　電子カルテシステムは医療施設調査（厚生労働省）によると令和2年（2020年）では一般病院の57.2％、一般診療所の49.9％の施設で導入がされており、10年前と比較すると施設数は倍増し、医療者にとって電子カルテシステムはより身近なものとなってきている。

　電子カルテシステムの導入状況を病床規模別にみた場合、400床以上の病院では平成20年（2008年）時点ですでに4割近い病院が導入していたが、令和2年では9割以上が導入と積極的な導入がなされている。病床規模が小さくなるにつれて導入率は下がっているが、200床未満の病院でも平成20年の8.9％であった導入率も令和2年では48.8％と約半数の病院で導入

紙カルテ（手書き）

文字の読み取りが難しかったり
読み間違いをする場合あり

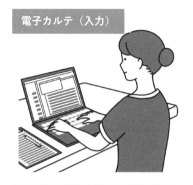
電子カルテ（入力）

読み取りが容易で読み間違いも
少なくすることができる

図1.3-4 電子カルテに入力するメリット

が進んでいる。

電子カルテシステムの導入メリットとして①情報の視認性・真生性の向上、②カルテ管理の円滑化、③情報探索・利活用の円滑化があげられる。

（1）情報の視認性・真正性の向上

これまで紙カルテでは手書きでの運用であったため、記入された文字の読み間違いが発生しやすい状況であったが、電子カルテシステムの導入により文字の視認性が向上し読み間違いによるリスクを低減可能になった（**図1.3-4**）。また、電子カルテシステムは各人が自らのIDでログインし情報の記入を行うため、誰がいつ記入したかの記録を残すことも可能となっている。

（2）カルテ管理の円滑化

これまでの紙運用の場合、カルテは1冊しか存在していなく、カルテ本体が手元に無ければ情報の確認や記載を行うことができなかった。カルテが貸し出し中の場合は、貸出管理や返却の督促を行う必要もあった。電子カルテシステムの導入により、電子カルテシステムにアクセスできる端末が手元にあれば、いつでもどこでも記入・閲覧をすることができるようになる（**図1.3-5**）。また、近年では在宅での診療・看護活動も増えていることから、患者宅からの情報の記入・閲覧も行われている。

（3）情報探索・利活用の円滑化

蓄積された情報が電子的なデータで保管されているため、情報の探索が紙での管理に比べはるかに容易となった。また、集計やグラフ化も容易に行うことができる。

なお、電子カルテシステムは、停電時にはコンピュータは使用できなくなることから、電子カルテシステム自体も使用できなくなる。そのため、停電時には一時的に紙運用に切り替える必要があり、事前に計画と準備や予行演習等も必要に応じて行わなければならない。

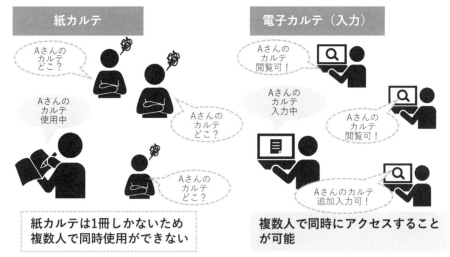

図 1.3-5　電子カルテシステムの複数アクセス時のメリット

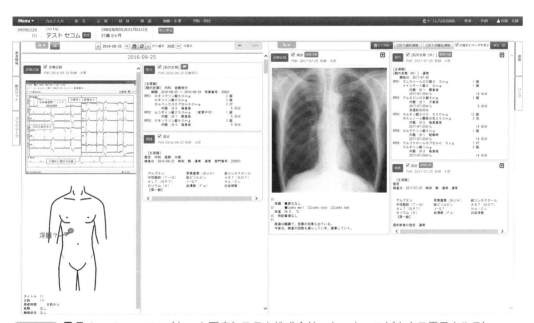

図 1.3-6　電子カルテシステム（セコム医療システム株式会社　セコム・ユビキタス電子カルテ）

1.3.3　オーダエントリシステム

　医師からの指示を電子的に各部門に伝えるシステムをオーダエントリシステムと呼ぶ。これまで医師からの指示は複写式の紙伝票で行われていたが、文字の判別が難しい場合や伝票が当該部門に迅速に届かない場合など診療に支障をきたす場合も多かった。また、実施済みの伝票が医事課に届かないことにより正しく診療報酬を計算することができないこともあった。オーダエントリシステムの導入によりこれらの問題が解決できるようになったとともに、実施情報を登録する

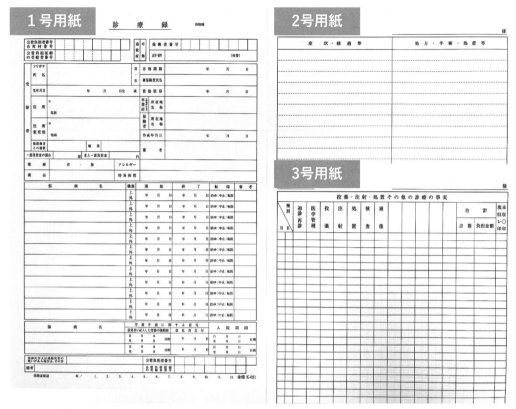

図 1.3-7 紙カルテ

こともできるようになり、指示内容が完結したことを明確に把握することも可能となった。また、実施時には各薬剤と患者が装着するリストバンドに記載されている患者 ID バーコードと照合することにより、実施ミスを減らすことにも貢献している。誤った指示に対してアラートを出してミスを防止するためのシステムも備わっている。

1.3.4　看護管理業務に関するシステム

　電子カルテシステムの中には、看護業務を支援する看護業務支援システム（**図 1.3-8**）と看護部門を円滑に運営する看護管理システム（**図 1.3-9**）がある。

　看護業務支援システムでは看護データベース、看護問題、看護計画、経過記録、看護サマリを記録・管理する看護記録システムや医師からの指示受けシステム、患者管理システム、看護ワークシートなどから構成される。

　看護管理システムは勤務管理システムなどから構成される。大人数が勤務する病棟では勤務スケジュールを手動で組むのは容易ではなく、スケジュール組みを円滑に行うために勤怠管理システムが用いられている。また、スケジュール組みをする際には、日勤帯・夜勤帯ごとに必要な看護師数が表示され、それらを満たしたスケジュールとなっているかのチェックもされる。また、

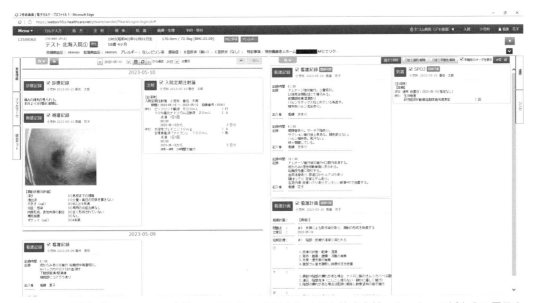

図1.3-8 **看護記録システムの実際の画面**（セコム医療システム株式会社　セコム・ユビキタス電子カルテ）

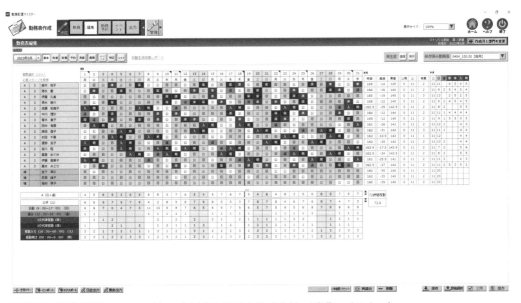

図1.3-9 **勤怠管理システム**（セコム医療システム株式会社　看護マイスター）

勤務管理システムでの入力内容は看護体制が基準となる入院基本料の算定に必要な書類の作成に利用されるとともに、職員ごとの給与計算にも利用される。

請　求　書　兼　領　収　証

患者番号	氏　　名	北海道札幌市
001955	様	医療法人社団

領収書No.	発　行　日	費用区分	負担率	本・家	区分	診　療　日
3	令和 5年 3月 3日	社保	30 %	本人		令和 5年 3月 3日

	初・再診料	入院料等	医学管理等	在宅医療	検　査	画像診断	投　薬
保険	60点	0点	230点	0点	400点	0点	0点
	注　射	リハビリテーション	処　置	手　術	麻　酔	放射線治療	歯冠修復及び欠損補綴
	0点	0点	470点	0点	0点	0点	0点
	歯科矯正	病理診断	食事療養	生活療養	療養担当手当		
	0点	0点	0円	0円	12点		

保険外負担	評価療養・選定療養	その他
	(内訳)	(内訳)

この領収証の再発行はいたしませんので、ご了承下さい。
(印紙税法第5条の規定により収入印紙不要)

備　考

※厚生労働省が定める診療報酬や薬価等には、医療機関等が仕入れ時に負担する消費税が反映されています。

	保険	保険(食事・生活)	保険外負担
合　計	1,172点	0点	
負担額	3,520円	0円	0円
物品販売	0円	前回未収	0円
請求合計	3,520円	今回未収	0円

領収金額	3,520円

但 歯科診療治療費として
上記金額正に領収いたしました。

図1.3-10 医事会計システムを用いて出力された請求書および領収書

1.3.5 医事会計システム

　診療報酬請求にかかわる情報を収集・管理するシステムを医事会計システムと呼ぶ。オーダエントリシステムで入力された実施内容をもとに、診療報酬を計算し、患者への請求および各支払基金に診療報酬明細書(レセプト)の提出を行う。また、各患者の保険情報や基本情報の登録も医事会計システムにて行う。

1.3.6 薬剤部門システム

　薬剤部門の業務を円滑に行うための支援システムを薬剤部門システムと呼ぶ。医師から処方された薬剤の内服薬・外用薬の調剤支援や注射剤の調剤支援、医薬品の物流管理、患者に対する薬剤管理指導支援などをサポートする役割を担っている。

　調剤支援においては、処方の監査を行い、不適切だと判断される処方に対して警告を出すシステムを備えている。各薬剤の添付文書には適切な分量(常用量)が記載されており、常用量の1.5〜2倍を超える処方があった場合に、警告を出すようにシステム化されている例が多い。また、処方の入力時においても似たような名称の処方間違いを防ぐため、3文字以上の薬剤名を入力した場合に初めて候補が表示されるようにシステム化されているものもある。

1.3.7　検査部門システム

　検体検査、微生物検査、生理検査等の検査オーダ受付、検査データ入力、分析・検査、報告書作成等の役割を担っているのが検査部門システムである。

　検体検査を行う場合、検査オーダの受付→患者受付(検体を検査部門で採取する場合)→検体受付処理→検査データ入力→分析→報告書作成の流れで検体検査の処理がなされるが、各工程で業務が円滑に進むようなシステムが構築されている。患者受付の場面では、患者の間違いがないようにリストバンドやIDカードで本人確認を行えるようにシステム化されている。

1.3.8　放射線部門システム

　画像検査に関する依頼情報を管理するのが放射線部門システム(RIS：Radiology Information System)である。撮影に必要となる患者基本情報、撮影部位、撮影方向、検査目的などの情報を管理する。また、撮影された画像データはPACS(Picture Archiving and Communication System)というシステムを通して保存され、どの端末からも閲覧を行うことを可能としている。

　画像検査は1検査にかかる時間は長いことも多いためスケジュール管理を行う予約管理機能がシステム化されている。医師が自由に予約を行うことができるオープン予約システム、放射線部門で予約管理を行うクローズ予約システムのどちらかが採用されているとともに、緊急時の依頼に備えて予約枠に柔軟性を持たせていることも多い。

　以上、代表的なシステムを概説したが、それぞれのシステム・製品が異なるメーカーで作られて導入されるマルチベンダの方式を取っている医療機関も多い。操作方法等も異なることから、どのシステムでも対応することができるようなコンピュータリテラシーが現場で働く看護師には求められる。

CHECK!!　**この章で覚えてほしいキーワード**
病院情報システム、HIS、電子カルテ、オーダエントリシステム、医事会計システム、看護管理システム

章末問題

テキスト第 1 章を復習し、（　　　　　　）に該当するものとして適切なものを記述しましょう。

問 1　病院で使用する電子カルテシステムを総称して病院情報システムと呼ぶが、病院情報システムを英語略称 3 文字で（　1−1　）と表現する。

問 2　医師から看護師や各部門へ指示を伝達するシステムを（　1−2　）と呼ぶ。

問 3　紙カルテを使用するうえでデメリットとして（　1−3　）などが挙げられる。

問 4　電子カルテを使用するうえでのメリットとして（　1−4　）などが挙げられる。（　1−4　）に当てはまるメリットを 1 つ記述せよ。

問 5　電子カルテを使用するうえで注意しなければならない点として（　1−5　）時の対応が挙げられる。（　1−5　）時には電子カルテが使用できなくなるため紙運用に切り替える必要がある。

問 6　令和 2 年時点で、一般病院の電子カルテ普及率は（　1−6　）割を超え、看護師として勤務するうえで電子カルテに触れる機会が近年増加してきている。

問 7　一般病院の中でも 400 床以上の大規模病院での電カルテ普及率は（　1−7　）を超え、400 床以下の病院よりも著しく高い普及率となっている。

問 8　行った診療行為をもとに診療報酬を計算して患者に請求するためのシステムを（　1−8　）と呼ぶ。

2.1 コンピュータの基礎

2.1.1 コンピュータでのデータの取り扱い

コンピュータでは0と1の2種の信号を用いてデータを取り扱う。この2値で扱うことを**2進数**と呼ぶ。2進数で取り扱うことで、コンピュータの中では電圧負荷の「ON」「OFF」で処理することを可能とする。

CHECK!!

この章で覚えてほしいキーワード
2進数、CPU、メモリ（RAM、ROM）、インターフェース、バックアップ、RAID、OS

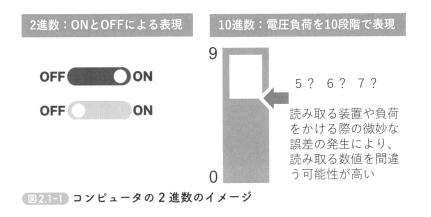

図2.1-1 コンピュータの2進数のイメージ

身近な生活では0～9までの10個の数字で表現する10進数を用いているが、10段階をコンピュータに判断させようとした場合、微妙な差異による間違いが生じる可能性がある。多くの命令・データを処理しなければならないコンピュータでは些細な読み取り間違いもその後の処理に多大なる影響を与える。そのため、より間違いが少なく処理もしやすい2進数がコンピュータでは用いられており、2進数の活用により機器の構造をより単純化することができている。

2進数と10進数の対応は**表2.1-1**のようになる。2進数では「0」と「1」のみを使用し、「2」が使えないため、「1」の次の数字を使用する場面になった場合、一桁繰り上がり「10（イチゼロと読む）」となる。また、2進数以外に「0」～「F」までを使用する16進数（2の4乗）もコンピュータ上では用いられることが多い（色の指定や文字コードで用いられている）。

2進数を使用する理由として、10進数と比較して扱う数字の数を少なくするというメリットもある。例えば0～99の100個の数字を表現しようとすると、10進数の場合は一の位で0～9の10個の数字を、十の位でも0～9の10個の数字を使用し、計20個の数字を扱うことになる。一方で2進数の場合は7桁（2進数：0～1111111）で0～127までの数字を表現する

ことができ、計 14 個の数字の使用で済むこととなり、10 進数と比べて処理に用いる情報量を少なくすることができる。

日常生活で用いている 10 進数をコンピュータで扱う 2 進数にするためには数値変換の作業が必要となり、10 進数⇔2 進数の変換を行うことを**基数変換**と呼ぶ。10 進数から 2 進数の基数変換およびその逆の 2 進数から 10 進数の基数変換の方法は**図 2.1-2**に示す。

表 2.1-1　進数別表示一覧

10 進数	2 進数	16 進数	10 進数	2 進数	16 進数
0	0	0	11	1011	B
1	1	1	12	1100	C
2	10	2	13	1101	D
3	11	3	14	1110	E
4	100	4	15	1111	F
5	101	5	16	10000	10
6	110	6	17	10001	11
7	111	7	18	10010	12
8	1000	8	19	10011	13
9	1001	9	20	10100	14
10	1010	A	21	10101	15

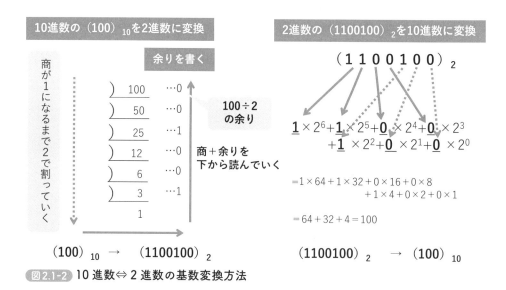

図 2.1-2 10 進数⇔2 進数の基数変換方法

＜10 進数から 2 進数への基数変換＞

10 進数から 2 進数への変換は、10 進数の数値を商が 1 になるまで 2 で割っていき、余りが出た場合は右横に書き、商の 1 ＋余りを下から読んでいくと 2 進数となる。

＜2 進数から 10 進数への基数変換＞

2 進数から 10 進数への変換は、各桁の数値に桁数よりも 1 少ない 2 のべき乗を掛けて（7 桁目は 2 の 6 乗、1 桁目は 2 の 0 乗　※2 の 0 乗は 0 ではなく 1）、それぞれの桁の値を足すと 10 進数の値となる。

なお、2 進数や 16 進数を扱う場合には数値を括弧で囲み、右下に「2」もしくは「10」「16」と記載することで、現在の数値が何進数の数値なのかを示すことができる。

２進数の場合：$(10001)_2$	10進数の場合：$(100)_{10}$	16進数の場合：$(1B8D)_{16}$

2.1.2　コンピュータでのデータの単位

コンピュータ上でのデータ量の単位として **bit**（ビット）と **Byte**（バイト）が用いられる。２進数の桁数を bit で表現すると、以下の通り。

- 1 bit（0，1）　　　　　→２個の情報
- 2 bit（0〜11）　　　　→４個 〃
- 3 bit（0〜111）　　　　→８個 〃
- 4 bit（0〜1111）　　　→16個〃
- 8 bit（0〜11111111）→256個〃
- n bit　　　　　　　　→2^n（2のn乗）個〃

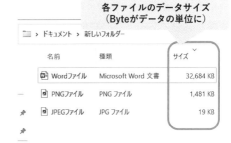

各ファイルのデータサイズ
（Byteがデータの単位に）

図 2.1-3 PC 上のデータの単位

このうち、8 bit を１つのかたまりとして「1 Byte」という単位で、コンピュータ内で取り扱う。日常生活でデータ量の単位として扱っているのがこの Byte である。単位の記載の際には bit は小文字の「b」、Byte は大文字の「B」と表現するため、小文字と大文字を混同しないように注意が必要である。

情報量および通信速度の補助単位として**表 2.1-2** のものが使用される。日常生活においては G（ギガ）Byte や T（テラ）Byte が用いられることが多いが、多くの情報を扱う病院情報システムのサーバーでは P（ペタ）Byte の情報量が扱われることも珍しくない。また、今後診療に用いる画

表 2.1-2 情報量の単位と処理速度の単位

情報量の単位	10進数の値	処理速度の単位	10進数の値
K（キロ）	10^3	m（ミリ）	10^{-3}
M（メガ）	10^6	μ（マイクロ）	10^{-6}
G（ギガ）	10^9	n（ナノ）	10^{-9}
T（テラ）	10^{12}	p（ピコ）	10^{-12}
P（ペタ）	10^{15}		
E（エクサ）	10^{18}		

像の高精細化や動画像の活用が進む場合は、取り扱う情報も増大するため、これまで用いる機会が少なかった E（エクサ）Byte という単位も目にする機会が増えることが予想される。

コンピュータの処理における速度として m（ミリ）、μ（マイクロ）、n（ナノ）が用いられる。後述する CPU のクロック周波数やデータの遅延時間を測定する際にこの単位の数値が使用されることがある。

2.1.3　アナログ・デジタル変換

実世界で人間の五感で感じているものは連続的な事象であり、これを**連続データ（連続量）**と呼ぶ。一方で、コンピュータで取り扱う０と１で扱うデータは連続したものではなく一定間隔で区

切ったものであるため**離散データ(離散量)**と
呼ぶ。コンピュータで扱う離散データをデジ
タルデータと呼ぶのに対し、連続データをア
ナログデータと呼ぶ(**図2.1-4**)。

コンピュータでアナログデータを取り扱
うためには連続データから離散データへの
変換が必要である。この変換を**A/D変換**と
いい、連続データを一定間隔で区切った離
散データに変換(離散化)する(**図2.1-5**)。
この時の間隔の広さを**サンプリング周波数**と呼ぶ。

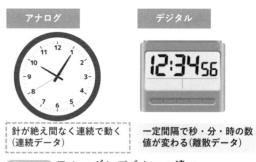

アナログ
針が絶え間なく連続で動く
(連続データ)

デジタル
一定間隔で秒・分・時の数
値が変わる(離散データ)

図2.1-4 アナログとデジタルの違い

離散化する際、間隔を狭めるとアナログデータに近い形でデジタル化を行うことができるが、
データ量も間隔の狭さに比例して増大する。人間の知覚限界よりも狭い間隔で離散化を行うと、
がたつきのあるデータとなるが、知覚限界以上の狭い間隔で離散化を行っても、人の間隔でその
違いを見極めることはできないため、データ量の観点からも適切な間隔での離散化が求められる。

紙媒体の書類や写真をデジタル化する際に用いられる解像度の単位が dpi (dots per inch) で
ある。dpi は1インチ(2.54 cm)当たりに何個のドット(点)であらわすかというものである。ドッ

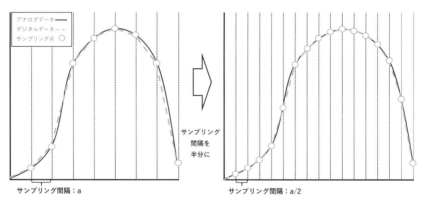

図2.1-5 離散化の際のサンプリング周波数

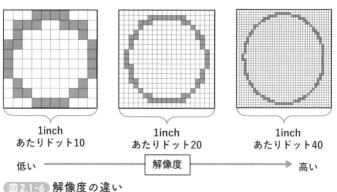

1inch
あたりドット10

1inch
あたりドット20

1inch
あたりドット40

低い　　　　　　　　解像度　　　　　　　→　高い

図2.1-6 解像度の違い

トの数が多ければ多いほど、高解像のデジタル画像となり、アナログデータに近い形で表現される（図2.1-6）。

2.1.4 コンピュータの形態と接続方法

コンピュータはデスクトップ型とノート型（ラップトップ型）に大別される。デスクトップ型の基本構成としてコンピュータ本体、モニタ、キーボード、マウス、それらをつなぐケーブルから構成される。近年はコンピュータ本体とモニタが一体化されたモデルやマウス、キーボードがワイヤレス化されたモデルも普及しているが基本構成は上記と変わらない。デスクトップ型PCにはバッテリーが内蔵されていないため、起動するためには電源ケーブルの接続が必須となる。

コンピュータを起動する際、コンピュータ本体についている電源ボタン（図2.1-7）を押すとコンピュータを起動させることができる。デスクトップ型において、電源ボタンを押してもモニタに何も表示されない場合は、コンピュータ・モニタ・電源の間での接続がうまくできていないか、モニタの電源が入っていないことが考えられるため、下記のチェックポイント（図2.1-8）のチェックを必ず行ってほしい。

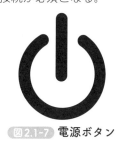

図2.1-7 電源ボタン

コンピュータが起動しない際のチェックポイント
①コンピュータ本体に電源ケーブルが挿さっているか
②モニタ本体に電源ケーブルが挿さっているか
③コンピュータ本体およびモニタからの電源ケーブルがコンセントに挿さっているか
④コンピュータ本体とモニタが映像接続ケーブルでつながっているか
⑤モニタの電源がONになっているか

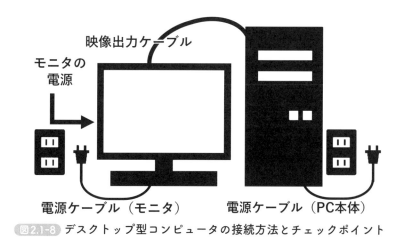

図2.1-8 デスクトップ型コンピュータの接続方法とチェックポイント

一方でノート型はコンピュータ本体、モニタ、キーボード、マウスが一体化されており、ケーブルでの接続は電源ケーブルの一本のみとなる。また、ノート型はデスクトップ型とは異なり、バッテリーが内蔵されているため充電がなされていれば一定時間は電源ケーブルに接続されてい

なくても動作させることが可能である。

　ノート型PCが起動しない場合は、充電が十分にされていないために起動しないことが多いため、ノート型PCが電源とつながっているかの確認をまず行うことが重要である。

　なお、ノート型の電源ケーブルは交流電流（AC）から直流電流（DC）に変換をする必要があるため、一定程度大きい仕様にせざるを得ない状況（**図2.1-9**）となっている。

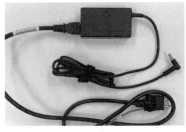

図2.1-9 ノート型のバッテリー

Column # ノート型PCはどのようなものを選べばよい？

　ノート型PCの購入を検討する際、どのようなものにすればよいのか悩む学生も多い。一般的なノート型PCの場合、キーボードにテンキー（電卓のような数字キーがキーボード右側に配置されているもの）がついているモニタサイズが15.5インチ以上のものと、テンキーがついていない15インチ以下のものに大別できる。自宅のみで使用する場合は、テンキーつきのものの方が作業効率は上がり、モニタサイズも大きいことから便利ではあるが重量が2キロ以上になるものも多い。一方で15インチ以下のものはテンキーがついていない分作業効率は落ちるが持ち運びには便利で学校で作業を行う際にも持ち運びに苦労しないという面がある。価格や性能ももちろん重要ではあるが、ノート型PCを購入する際には実際の使用場面を想像してみて、どちらが自分に適しているかを考えて購入してほしい。

Column # 病院でのコンピュータトラブル

　病院では数多くのコンピュータが日々稼働しているため、トラブルも一定数発生する。その中でもコンピュータが起動しないといったトラブルもよく報告される。その中でも特徴的な事例を見てみよう。

1．デスクトップパソコンが起動しない

　出勤した看護師Aさんは、デスクトップ型のコンピュータを起動しようとしたところうんともすんとも言わず、壊れたと思い担当部署にコンピュータが壊れたと問い合わせを行った。この場合、PCが起動しない原因として考えられるものには何があるだろうか？

　（ア）本当にPCが故障している　※この場合は修理が必要になる

　（イ）コンピュータ本体もしくはモニタの電源がコンセントに挿さっていない（抜けている）

　（ウ）コンピュータもしくはモニタの電源が本体に正しく挿さっていない（抜けている）

　（エ）モニタの電源がONになっていない

　（オ）コンピュータとモニタがケーブルで正しく接続されていない（抜けている）

　上記の5つが考えられるが、実際の現場では（イ）～（オ）であることがとても多く、これ

らはちょっとした確認で、看護師本人でも簡単に対応することが可能なものである。

2．ノート型パソコンが起動しない

　こちらも上記と同様な状況で出勤した看護師 B さんはノートパソコンが起動しようとしたところうんともすんとも言わず、担当部署に問い合わせを行った。ノート型 PC の場合、機能しない原因として何が考えられるだろうか。

　（ア）本当に故障している。※この場合は修理が必要になる

　（イ）充電ケーブルが抜けており、ノート型 PC 本体が十分に充電されていない状態となっている

　上記の 2 つが考えられるが、デスクトップ型 PC と比較して確認すべきポイントは限られる。ノート型 PC は移動が簡単な反面、充電ケーブルが抜けやすいため、きちんと挿さっているかどうかをまずは確認しよう。

2.1.5 コンピュータの内部構造

　デスクトップ型 PC の内部は**図2.1-10** のように構成されている。①CPU（Central Processing Unit）、②メモリ（DRAM：Dynamic Random Access Memory）、③マザーボード、④電源ユニット、⑤光学ドライブ、⑥ハードディスク（HDD もしくは SSD）、⑦グラフィックボード、⑧インターフェース、⑨ CPU クーラーなどがある。一般のユーザ（使用者）が PC カバーを開けて作業を行う機会はあまりないと考えられるが、事前知識がないまま作業を行うと思わぬトラブルを引き起こす可能性がある。

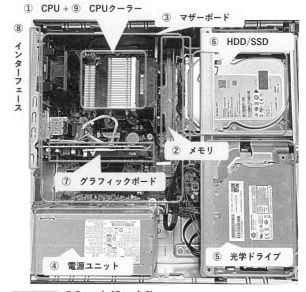

図2.1-10 PC の内部の名称

　まず内部の部品交換等を行う際には作業者自身の静電気が思わぬ故障を引き起こすこともあるため、事前に金属に触れて放電したり静電気防止用のゴム手袋をはめたりするなどの対応が必要となる。また、作業の際には事前にデータのバックアップを行うことも忘れてはいけない（バックアップについては**2.3.1** オペレーティングシステムについてで詳述）。

　コンピュータを構成する要素について以下にて解説していく。

① CPU（Central Processing Unit）

　CPU は中央処理装置とも呼ばれるコンピュータ内部の主要な部品の 1 つで、人間でいう脳の役割を果たす。コンピュータは記憶・演算・制御・入力・出力の 5 大装置からなっており、そ

のうち CPU は制御と演算の役割を担っている（**2.2.1** CPU（制御装置、演算装置）についてで詳述）。CPU は高度な処理を行うため、高い熱を発生しやすく、冷却のために⑨ CPU クーラーも併せて搭載されている。

② メモリ（DRAM）

コンピュータ内部で処理しているデータを一時的に保存する役割を果たしているのがメモリ（DRAM）である。CPU が脳の役割を担っているのに対し、メモリは作業机の広さを担っ

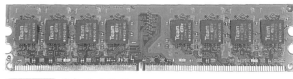

図2.1-11　PC のメモリ

ていると例えることができる。メモリ自体は交換したり空いているスロットに増設したりすることも可能であり、メモリの交換・増設により高速化を実現することも可能である。

③ マザーボード

様々な構成要素をつなぐための回路の板のことをマザーボードと呼ぶ。各構成要素がマザーボードに接続されることにより、信号の伝達や電力の供給を行うことを可能としている。

④ 電源ユニット

システム全体への電源供給を行う重要な役割を担っているのが電源ユニット（PSU：Power Supply Unit）である。電源から供給される交流電流を直流電流に変換し、CPU やマザーボード、HDD 等とケーブルで接続し電力を供給する。

⑤ 光学ドライブ

CD、DVD、BD の読み書きを目的とした装置である。CD および DVD の読み書きができる DVD ドライブと、CD・DVD に加え BD の読み書きに対応した BD ドライブが一般的に流通している。ノート型では光学ドライブが搭載されていないことも多く、その場合は必要に応じて外付けの光学ドライブを用いることとなる。

⑥ HDD/SSD

コンピュータで処理したデータを保存する役割を担っているのが HDD または SSD である。マザーボードとは IDE もしくは SATA 規格のケーブルで接続される。なお、両規格のケーブルを備えた製品もあるが、交換の際には事前にケーブルの規格を確認することが必要である。また、HDD は構造上、衝撃に弱いため取り扱いには細心の注意が求められる（**2.2.3** 補助記憶装置について参照）。

⑦ グラフィックボード

グラフィックボードはディスプレイやプロジェクタなどへの出力や映像再生などを担う装置である。より機能の高いグラフィックボードを搭載することにより動画再生や編集、3D 処理などをスムーズに行うことを可能にする。また、グラフィックボードにおいても熱を発するためファンと一緒の構造になっていることが多い。映像出力のために、VGA（アナログ RGB、D-Sub 15 ピン）、DVI、HDMI などの端子を接続するためのインターフェースも兼ね備えている。

⑧ インターフェース

グラフィックボードの項で説明をした映像出力のための端子に加え、外部機器と接続するため

の USB、外部とネットワーク接続するために必要となる LAN ポート、オーディオの入出力を行うオーディオ端子などを総称してインターフェースと呼ぶ。デスクトップ型では背面および前面に、ノート型では側面にインターフェースが搭載されていることが一般的である。

2.1.6　インターフェースの種類

外部機器と接続するためにはインターフェースの種類の把握が必須である。自身が持つコンピュータ等のインターフェースと出力機器のインターフェースが対応していない場合、出力できないトラブルが生じかねないため、事前確認が重要となる。以下では代表的なインターフェースについて説明する。

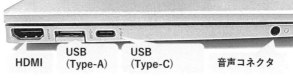

図2.1-12　ノート PC 側面の接続端子例

(1) USB

USB（Universal Serial Bus）は 1996 年に登場した周辺機器と接続するための代表的なインターフェースである。USB で接続した機器をコンピュータ側が判別し、接続に必要なドライバを自動インストールしてくれる**プラグアンドプレイ**という機能を有している。また、コンピュータが稼働した状態で電源を OFF にしなくても接続が可能な**ホットプラグ**という機能も併せて有している。

USB の伝送速度は規格によって異なり、USB 規格が登場した当初の規格である USB 1.0 規格では 12 Mbps だった伝送速度が 2022 年に登場した USB 4 Version 2.0 規格では 80 Gbps と大幅に向上している。互いの接続においては、1998 年に登場した USB 1.1 から 4 までの規格は、互いの規格が異なっても接続をすることが可能である。一方で、伝送速度は下位の規格の伝送速度に縛られるため注意が必要である（USB 4 Version 2.0 の USB メモリを USB 1.0 規格のインターフェースに接続した場合、伝送速度は 12 Mbps となる）。

USB の接続端子は Type-A、Type-B、Type-C の 3 種類に大別される。Type-A および Type-B は上下を正しく判別して接続する必要があったが、Type-C においては上下の区別がなく、方向を気にすることなく接続することができる。近年はスマートフォンをはじめとして Type-C 端子が普及してきており、ノート型 PC においても

表2.1-3　USB の接続端子別コネクタの形状

USB のタイプ名称	形状
Type-A（1.1 ～ 2.0）	
Type-A（3.0/3.1）	
Type-B（1.0 ～ 2.0）	
Type-B（3.0/3.1）	
Type-C	

Type-C のみが設定されている場合もある。この場合、従来の Type-A 端子の USB メモリ等は直接使用することができないため、変換コネクタが別途必要となる。

（2）映像入出力端子

コンピュータより映像を入出力する端子として **VGA 端子**（アナログ RGB、ミニ D-sub 15 pin）、**DVI**、**HDMI**、**DisplayPort** が代表的なものとしてあげられる。下記端子の特徴を**表 2.1-4** に示す。

これまでは入出力端子として VGA 端子が用いられることが多かったが、近年 HDMI 対応の製品が普及してきている。それぞれの特徴であるが、VGA 端子は信号がアナログ信号で入出力されるため、デジタル信号で入出力される DVI、HDMI、DisplayPort と比較して画質が劣る。また、映像のみの入出力であるため、音声を出力する場合には別途音声ケーブルの接続が必要である。HDMI と DisplayPort は映像＋音声の入出力機能を有しているため、別途音声ケーブルをつなぐ必要がない。

著作権保護の機能では、VGA 端子は当該機能を有しておらず、出力された映像を複製することができてしまう。DVI-D（DVI 端子のデジタル対応）、HDMI、DisplayPort は著作権保護機能を有しているため、入出力された映像にコピーガード等の著作権保護機能がついている場合は、複製を行うことができないようになっている。

表2.1-4 映像出力端子別コネクタの形状と特徴

名称	形状	映像・音声の入出力形態	著作権保護機能
VGA 端子		映像のみ	なし
DVI		映像のみ	あり（DVI-D）
HDMI		映像＋音声	あり
DisplayPort		映像＋音声	あり

（3）LAN ケーブル

外部機器やインターネットに有線接続する際に用いられるのが LAN ケーブル（UTP ケーブル）である。その接続を行うためのインターフェースは RJ-45 と呼ばれている。電話線の接続に使われているのは RJ-45 よりも一回り小さい RJ-11 という規格が用いられている（**図 2.1-13**）。

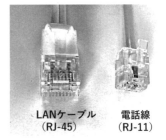

LANケーブル　　電話線
（RJ-45）　　　（RJ-11）

図2.1-13 ケーブル端子形状の違い

2.2　コンピュータの仕組みについて

　コンピュータは**制御装置、演算装置、主記憶装置、入力装置、出力装置**の5大装置から構成されており、ノイマン型コンピュータと呼ばれている。また、5大装置のほか、補助記憶装置にデータを格納しながら動作している。

　制御装置と演算装置は**中央演算装置**（**CPU**：Central Processing Unit）として1つの装置内で機能している。主記憶装置はコンピュータが動作をするためのプログラムやデータを記憶する役割を担っており、一般的に**メモリ**と呼ばれている。

　入力装置はコンピュータに指示を与えるものであり、普段使用する機会の多いキーボード、マウスのほか、バーコードリーダやイメージスキャナが担う。出力装置はコンピュータが処理した結果を表示するものであり、ディスプレイやプリンタ、スピーカーが担っている。

2.2.1　CPU（制御装置、演算装置）について

　コンピュータにおいて人で例えると脳の役割を担っているのがCPUである。CPUは主記憶装置に保存されているプログラムの指示に従い他の装置を制御するとともに、プログラムのデータ処理を行うための演算を行う（**図2.2-1**）。演算された結果は主記憶装置に戻され、そこから出力装置を通して何らかの形で表示される。

　CPUの性能はクロック周波数であらわされ、単位にはHz（ヘルツ）が用いられる。1M（メガ）Hzの場合は1秒

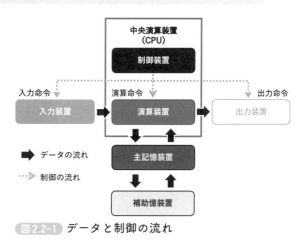

図2.2-1 データと制御の流れ

間に100万クロック、1G（ギガ）Hzの場合は1秒間に10億クロックの動作をする。CPUには**マルチコア、マルチスレッド**という概念も存在し、これにより同時に処理できるタスク数が増加する。マルチコアはCPUの中に、コアな要素を複数個内蔵したCPUであり、コンピュータは複数のCPUがあると認識し、同時に処理できるタスク量が増加する。デュアルコア（2つ）、クアッドコア（4つ）などがある。また、マルチスレッドは1つのコアの中で並行して行えるタスクの数を表す。

2.2.2　メモリ（主記憶装置）について

　コンピュータの5大装置のうち、主記憶装置をメモリと呼ぶ。メモリはコンピュータが動作している間の情報を保存する機能を持つ。メモリはコンピュータの電源がONになっている状

態でのみ情報の保持ができる **RAM**（Random Access Memory）と電源が OFF の状態でも情報の保持が可能な **ROM**（Read On Memory）に大別される。

(1) RAM

　電源が OFF になると情報が消えてしまうことから揮発メモリとも呼ばれる。例えば文書処理ソフトで作業中、入力した文字は画面上に表示され続けているが、この時画面に表示されている文字は RAM に一時的に保存がされている状態である。しかしながら、後述する ROM もしくは補助記憶装置への保存を行わなければ、文書処理ソフトを終了（もしくはコンピュータの電源をOFF）した場合、入力した文字情報は保存がなされず消えてしまう。ソフトウェアを稼働する際にはそのソフトウェアに応じた RAM の領域を確保することで、作業中は ROM に保存をしなくても情報を保持できるようになっている。

　RAM は機能に応じて **DRAM**（Dynamic RAM）と **SRAM**（Static RAM）の２種類にさらに分けることができる。DRAM は大容量のメモリであり、コンピュータのメインメモリとして用いられ、作業内容の一時保存の役割を担っている。**2.1.5 コンピュータの内部構造**で示した②のメモリ（**図 2.1-11**）がこの DRAM である。DRAM は大容量である一方、低速で CPU の動作に連動することが難しい。

　SRAM は低容量ではあるが高速で機能するため、DRAM と CPU の速度差を埋める役割を果たす（**図 2.2-2**）。この橋渡しの機能を果たす SRAM をキャッシュメモリと呼ぶ。なお、SRAM は DRAM とは異なり CPU に内蔵されているため増設を行うことはできない。

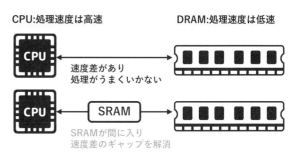

図 2.2-2 処理速度の違いのイメージ

(2) ROM

　ROM は電源が OFF になっても情報が保持されることから不揮発メモリと呼ばれる。コンピュータの起動に必要なプログラムはこの ROM に記録されている。

　ROM にはあらかじめ必要な情報が書き込まれ、変更ができない状態となっているマスク ROM と、事後に情報を追加で書き込んだり変更したりすることが可能な PROM（Programmable ROM）がある。PROM の中でも消去や書き換えが可能なものを EPROM（Erasable PROM）と呼び、その中でも広く用いられているのが EEPROM（Electrically EPROM）である。EEPROM は電気的に書き換えが可能なものであり、フラッシュメモリとして活用されている。なお、CD-ROM、DVD-ROM も書き換えができない ROM の一種である。

2.2.3 補助記憶装置について

(1) メディアの種類について

① HDD

コンピュータを扱う上で、上記の5大装置以外に補助記憶装置も重要な役割を果たす。コンピュータで処理された様々なデータは補助記憶装置に保存される。代表的な補助記憶装置として、コンピュータ本体に搭載されることが多い **HDD** (Hard Disk Drive)および **SSD** (Solid State Drive)があげられる。

HDD はこれまで多くのコンピュータに搭載されてきた代表的な補助記憶装置である。HDD は高速で回転する磁気ディスクに磁気ヘッドにてデータを電気的に記録する。物理的可動箇所があるため、衝撃には弱く取り扱いには注意が必要であ

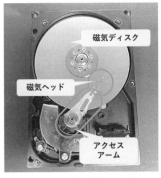

図2.2-3 HDD 内部の名称

る。また、磁気ヘッドは稼働時はディスク面に接しておらず浮いている状態で読み書きを行っているが、急に電源が供給されなくなった場合、磁気ヘッドが浮かない状態となりディスク面を傷つけ、データが破損するおそれがある。なお、HDD は破損箇所以外の復旧技術がある程度確立しているため、故障時でも破損箇所以外のデータを復元することが可能であるが、復旧のためには高額な費用がかかるので注意が必要である。

② SSD

近年 EEPROM の一種であるフラッシュメモリに属するSSD も普及してきている。HDD に比べて高額であったため一部の PC への搭載にとどまっていたが近年は低価格化が進み HDD に置き換わって SSD が搭載される PC も増えている。SSD の特徴として物理的可動箇所がないため衝撃に強く、HDD に比べて取り扱いが容易な点があげられる。重さも HDD(3.5 インチ)が 600 g ほどあるのに対し、SSD は 40 g 程度と非常に軽い。また、アクセス速度も速

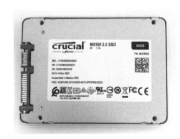

図2.2-4 SSD の裏面

いためコンピュータの起動も速くなる傾向にある。しかしながら、HDD と比較してデータを復元する方法が確立されていないという課題もあげられる。

③ CD-ROM、CD-R、CD-RW

音楽用としてなじみ深い CD をコンピュータで扱えるようにしたものが CD-ROM、CD-R、CD-RW である。CD-ROM は読み取り専用で、記録される層に凹凸を施し、それをレーザー光で読み込む仕組みである。CD-R (CD-Recodable) は一度だけ書き込みが可能なディスクであり、書き換えや消去を行うことができないが、CD-RW (CD-Rewritable) は書き換えが可能なメディアとなる。なお、CD-R と CD-RW の書き換え方法は異なり、CD-R はレーザーで盤面の有機色素を焼却し凹凸を作る方法をとり、CD-RW はレーザー光の照射によりディスク盤面の

結晶を変化させて凹凸を作る方法をとる。それぞれ1枚のメディアで650MBもしくは700MB記録可能である。

CD-ROMを拡大すると、「ピット」と呼ばれる凹んだ部分と平坦な「ランド」と呼ばれる部分が見られる。この部分にレーザーを当てて反射の具合からデータの区別を行っている。ピットとランドは複数種類の長さがあり、その長さに応じて「0」と「1」を表現する（**図2.2-5**）。

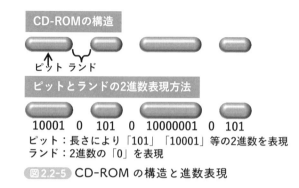

ピット：長さにより「101」「10001」等の2進数を表現
ランド：2進数の「0」を表現

図2.2-5 CD-ROMの構造と進数表現

④ DVD-ROM、DVD-R、DVD-RW

DVD（Digital Versatile Disc）はCDと同一サイズのメディアであるが、より短い波長のレーザー光を用いるため、CDと比較してより多くのデータを書き込みことが可能となっている。DVDは両面および2層での書き込みも可能であり、片面1層の場合は4.7GB、片面2層の場合は8.5GBまで書き込むことができる。DVDもCDと同様に、DVD-ROMは物理的な凹凸で記録し、DVD-Rは盤面の有機色素を焼却し凹凸を作成、DVD-RWはディスク盤面の結晶を変化させて凹凸を作る方法をとっている。なお、DVDにはDVD-RAMという規格も存在し、DVD-RWが1,000回程度の書き換えが限度となっているのに対し、DVD-RAMでは10万回以上書き換えが可能とされている。しかしながら、DVD-RAM対応のドライブでなければ読み込みができない。

⑤ BD-ROM、BD-R、BD-RE

CD、DVDと比較してさらに短い波長で書き込みが可能になったのがBD（Blue-ray Disc）である。書き込みの仕組みはCD、DVDと同様であるが、書き込める最大容量は片面1層で25GBにもなる。なお、BD-RE（Rewritable）のREとDVD-RWのRWは同義である。

⑥ USBメモリ

SSD同様にフラッシュメモリに属する補助記憶装置がUSBメモリである。コンパクトサイズで軽く、持ち運びも容易である。インターフェースには従来のType-A端子のほか、Type-C端子やiPhoneでも用いられているLightning端子のものもある。

⑦ SDメモリカード

フラッシュメモリに属する補助記憶装置としてSDメモリカードもあげられる。SDメモリカードには一番大きいサイズのSDメモリカードのほか、miniSD、microSDカードがあり、異なるサイズのスロットに挿し込む際には別途アダプタが必要となる。

上記であげた補助記憶装置のほかに近年では用いられることが少なくなったフロッピーディスク（FD）、MO、磁気テープなどもある。

(2) 補助記憶装置の緊急処置について

　HDD の稼働中に停電等で電源が OFF になった場合、ディスク
が破損しパソコンの起動が困難になるとともに、データが失われ
る危険性がある。このような状況を起こさないような対策の 1 つ
として無停電電源装置（UPS：Uninterruptible Power Supply）
の活用があげられる（**図2.2-6**）。UPS に接続することで、一定
時間電源が確保されることから、安全にシャットアウトする時間
を確保することが目的となる。

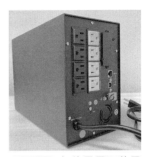

図2.2-6 無停電電源装置

(3) 補助記憶装置の破損の備えについて

　通常の使用をしていた場合でも、HDD 等の補助記憶装置のデータが破損してしまうことは
少なくない。そのため、データを保護するための対策をする必要があり、対策の 1 つが **RAID**
（Redundant Arrays of Inexpensive Disks）である。医療機関においては患者データ等消えて
はならないデータが数多く存在していることから、データの保護のために RAID が用いられている。

　RAID とは複数の HDD を組み合わせて、HDD の故障に備える技術である。複数台のディス
クに分散させて保存することから、1 台が故障しても他のディスクの情報をもとにデータを復元
することが可能となる。RAID には RAID0、RAID1、RAID5 等様々なレベルがあるが、本項
では代表的な RAID レベルについて説明する。

① RAID0

　RAID0 はストライピングと呼ばれる分散方法で、複
数のディスクに元のデータを分散させて保存する。デー
タ保護のための RAID ではあるが、RAID0 においては
1 台でもディスクが故障すると、復元する術がないた
め、耐障害性のない RAID 技術である。

② RAID1

　RAID1 はミラーリングと呼ばれる分散方法で、2
台以上のディスクに同じ内容のデータを保存する。

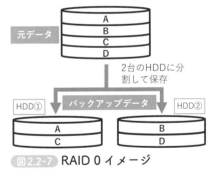

図2.2-7 RAID 0 イメージ

RAID1 の場合、1 台が故障してももう 1 台に同じ内容のデータが保存されているため、容易に
復元することが可能となる。

③ RAID5

　RAID5 はデータを 3 台以上のディスクにデータをブロックごとに分散させて保存するととも
に、ブロックごとのデータから計算された誤り訂正補正（パリティ）データも各ディスクに分散さ
せて保存する。**図2.2-9** の場合、AB のパリティは A および B の値より計算して求めること
ができ、B のデータが破損した場合でも A と AB のパリティから B の値を復元することができ
る仕組みである。そのため、2 台同時に故障した場合は復元を行うことができなくなる。

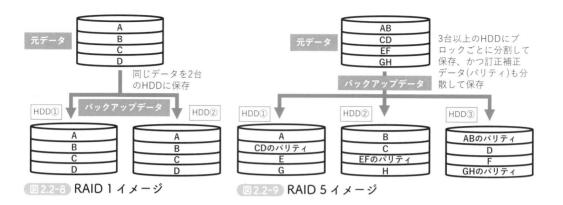

図2.2-8 RAID 1 イメージ

図2.2-9 RAID 5 イメージ

2.3　ソフトウェアについて

　コンピュータ本体（CPU や主記憶装置）をハードウェアと呼ぶのに対し、コンピュータで動作させるためのプログラムをソフトウェアと呼ぶ。利用者に近い順から応用ソフトウェア（アプリケーションソフトウェア）→システムソフトウェア（オペレーティングシステム）→ハードウェアと動作する。応用ソフトウェア、システムソフトウェアの利用により、利用者はハードウェアを意識せずプログラムを動作させることが可能となる。

2.3.1　オペレーティングシステムについて

　オペレーティングシステム（**OS**：Operating System）はハードウェアとアプリケーションソフトウェアの間に入って、操作者が円滑に作業をできるように手助けするシステムソフトウェアの一種である。OS を基本ソフトウェアと呼ぶこともある。

　OS はコンピュータの五大装置の制御装置や演算装置、入力装置、出力装置、主記憶装置を管理し、操作者が利用しやすい環境を提供する。操作環境という面では、昔のコンピュータは現在使われているコンピュータと違い、何かのソフトウェアを起動する際にはコマンドといわれる指示を入力しなければならない CUI（Character User Interface）と呼ばれる環境であり、初学者にとっては非常に使用しづらい環境であった。一方で、近年使用されているコンピュータは視覚的に起動したいソフトウェアのアイコンをダブルクリックすると容易に起動するようになっている GUI（Graphical User Interface）と呼ばれるユーザが操作しやすい環境となっている。

（1）OS の機能

　OS が担う代表的な機能として①メモリ管理、②タスク管理（プロセス管理）、③周辺装置の制御、④ファイルシステムの管理、⑤ネットワークサポート、⑥ユーザ管理、⑦ユーザインターフェースの提供、⑧言語環境のサポート、⑨電源管理の９つがあげられる。

① メモリ管理

　プログラムを起動する際、そのプログラムの起動に必要なメモリの領域をあらかじめ確保しなければならない。これは他のプログラムとメモリの領域が被らないようにするためである。また、作業中の作業内容を一時的に保存しておくためでもある。このメモリの管理を担うのが OS の機能の１つであるメモリ管理である。また、プログラムを起動する際に必要とされるメモリの領域が不足する場合、補助記憶装置の一部を仮想のメモリとして使用する仮想メモリという機能も有する。

② タスク管理（プロセス管理）

　複数のタスクをコンピュータで実行する場合、どのような順番で行うか、それぞれのタスクに対してどれほどの CPU のリソースを割くのか等を管理するのがタスク管理（プロセス管理）の役割である。同時に１つのタスクしかこなせない環境をシングルタスク環境、複数のタスクを同時にこなすことができる環境をマルチタスク環境と呼ぶ。現在流通している OS はマルチタスク環境が一般的になっている。

③ 周辺装置の制御

OS はソフトウェアと周辺装置がうまく対応しながら処理を行うための制御を行っている。キーボード等から入力された指示を適切なソフトウェアに反映させるとともに、ソフトウェアからの出力指示をモニタやプリンタ等の出力機器に伝達する役割を担う。また、USB の機能でも述べた周辺機器との接続の際に、適切な設定を自動で行うプラグアンドプレイ機能も OS の役割の 1 つである。

④ ファイルシステムの管理

ソフトウェアが誤ったファイルを参照・記録しないようにする役割をファイルシステムと呼ぶ。コンピュータの内部でファイルはツリー構造で保存がされており、各フォルダの中には同じ名前のファイルを保存することができないようになっている（**図 2.3-1**）。これにより各プログラムがアクセスすべきファイルを間違わないようにするとともに、ファイル探索の高速化を実現する。

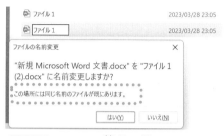

図 2.3-1　ファイル管理の例

ファイルシステムでは、1 つのファイルに複数のプログラムからの同時アクセスは不可とする制御も実施する。片方のプログラムがファイルを参照中に、他のプログラムが当該ファイルの内容を書き換え、プログラムの実行に影響を与えないようにするためである。MS Office の場合、**図 2.3-6** のように、誰かがプログラムを使用していれば、別のユーザーは編集できず、読み取り専用としてファイルが開かれる。なお、Web 上のサービスでは複数人が同時に編集できる機能もある。

ファイルシステムの機能としてデータのバックアップとデフラグもある。バックアップはコンピュータに保存されているデータの破損に備えて、別な補助記憶装置にデータの複製を保存することを指す。バックアップの種類としてフルバックアップ、差分バックアップ、増分バックアップがある（**図 2.3-2**）。フルバックアップは対象に保存されているデータをすべてバックアップすることを指す。差分バックアップは前回のフルバックアップ時点からの差分を都度バックアップする方法であり、増分バックアップは前回の増分バックアップ時から増えた分をバックアップする方法である。差分バックアップは 1 回当たりのバックアップ時間が長くなるがデータのつなぎ合わせの際の処理を素早く行うことができる。増分バックアップは 1 回当たりのバックアップ時間は短いものの、データをつなぎあわせる際の処理に時間がかかるという特徴を持っている。

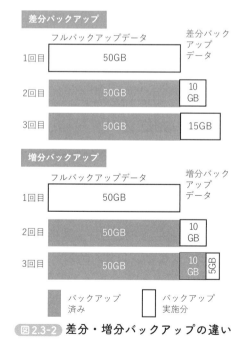

図 2.3-2　差分・増分バックアップの違い

＜ Windows 11 でのバックアップ方法＞

Windows 11 でのバックアップ方法には複数方法があるが、【バックアップと復元(Windows 7)】の方法で説明する。

① コンピュータに外付けの補助記憶装置を接続する。なお、容量はバックアップしたい容量をカバーしているものを選択する。

② 画面下部のタスクバーの検索に「コントロールパネル」と入力する。

③ 【システムとセキュリティ】の項目内にある、【バックアップと復元(Windows 7)】を選択する(図2.3-3)。

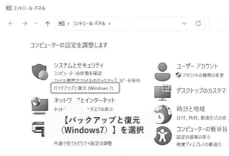

【バックアップと復元（Windows7）】を選択

図 2.3-3 バックアップ画面

デフラグメンテーション（デフラグ）は HDD に保存されているデータの断片化を解消する作業である。HDD にデータを保存する際、当初は空いている領域に連続してデータが保存されるが、削除・保存を繰り返していくうちに、空いているデータを連続して保存することができなくなり、空いている領域に飛び地でデータを保存することとなる。このことを断片化という。断片化されたデータは連続して保存されているデータと比較してアクセスに時間がかかるため、データ処理にも時間を要することとなる。断片化を解消することで、データのアクセス速度を向上させることが可能になる（**図 2.3-4**）。

1．初期状態

★★★　　　　▲▲▲■■■

2．ファイル　（3領域）を削除

★★★□□□▲▲▲■■■
※□：空き領域

3．ファイル●（5領域）を生成

★★★●●●▲▲▲■■●●●
分かれて保存されてしまう

図 2.3-4 デフラグのイメージ

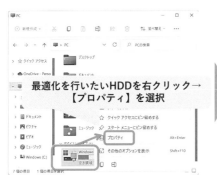

最適化を行いたいHDDを右クリック→【プロパティ】を選択

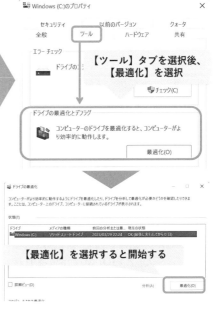

【ツール】タブを選択後、【最適化】を選択

ドライブの最適化とデフラグ
コンピューターのドライブを最適化すると、コンピューターがより効率的に動作します。
最適化(O)

【最適化】を選択すると開始する

図 2.3-5 デフラグの手順

　なお、HDD の場合にはデフラグを行うことでファイルを保存している領域を整理し高速化につなげることが期待できるが、SSD の場合はデフラグの効果はあまり期待できないとされているため、定期的に行う必要性は低い。

　前頁に Windows 11 におけるデフラグの実施手順を示す（**図 2.3-5**）。なお、Windows ではデフラグを「最適化」と表現する。

⑤　ネットワークサポート

　コンピュータの使用において、ネットワークとのかかわりは欠かすことができず、ネットワーク接続における適切な設定を行うことも OS の役割となる。

⑥　ユーザ管理

　1 台のコンピュータで複数のユーザが使用可能にするための管理をするのも OS の機能の 1 つである（**図 2.3-6**）。ユーザごとにパスワード設定等でセキュリティ管理するとともに、各ユーザがアクセス可能なファイルを制限することで、ファイルの書き換えやアプリケーションの追加や削除を防止することができる。

⑦　ユーザインターフェースの提供

　GUI の操作環境を提供することも OS の役割である。GUI の操作環境により、ユーザの操作は格段に容易となる（**図 2.3-7**）。

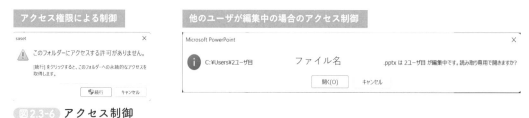

図2.3-6 アクセス制御

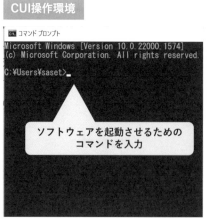
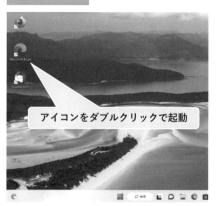

図2.3-7 CUI と GUI の操作環境の違い

⑧　言語環境のサポート

各 OS は英語で開発されたものであるが、英語ではなく英語以外の言語で表示、操作可能にするのも OS の機能である。使用言語のサポート機能により、ユーザは自身が扱う言語で操作することが可能となる（**図2.3-8**）。

⑨　電源管理

コンピュータの使用状況により一定時間操作がなされなかった場合に電源を OFF にする、スリープモードにする等の設定を行うのが電源管理の機能である（**図2.3-9**）。なお、スリープモードとは、コンピュータの動作を一時的に停止させ、最低限の電力で待機状態にすることである。スリープモード時はシャットダウン（完全に電源を OFF）した状態と比較して早く起動することができる。スリープモード状態で、充電がなくなったり給電がなされなくなったりした場合でも、作業中のデータが失われることはない。

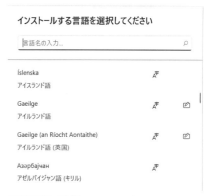

図2.3-8　言語のインストール

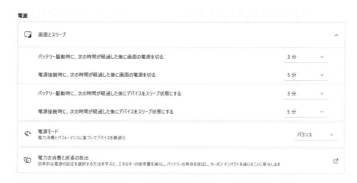

図2.3-9　Windows 11 の電源管理（ノート型 PC）

（2）OS の種類

代表的な OS を**表2.3-1**に記す。コンピュータで使用される OS としては Microsoft 社の Windows、apple 社の macOS があげられる。一般ユーザ向けや病院情報システムでは Windows が用いられることが多いが、macOS はマルチメディア分野での強みを持っているため、出版業界等で用いられることが多い OS である。Windows、macOS ともにマルチユーザ、マルチタスク、GUI 操作環境を提供している OS である。

表2.3-1　端末別 OS の種類

利用端末	OS の名称	開発者・販売元
パソコン	Windows	Microsoft 社
	macOS	Apple 社
	UNIX	ベル研究所
	Linux	リーナス・トーバルズほか
	Chrome OS	Google 社
タブレット	Android	Google 社
	iPad OS	Apple 社
スマートフォン	Android	Google 社
	iOS	Apple 社
スマートウォッチ	watchOS	Apple 社
	wearOS	Google 社

(3) OS のサポート

OS を含めたソフトウェアは、システムに変更があったり脆弱性が見つかったりした場合に修正プログラムが配布される。ユーザはこの更新プログラムを随時インストールすることにより、外部の脅威から PC を守ることが可能となる。ただし、サポートは永続的に行われるのではなく、OS のバージョンに応じてサポート期間が過ぎた場合は更新プログラムが提供されないため、古い OS を使っている場合には注意が必要である。なお、これまで利用数の多かった Windows のバージョン別では XP が 2014 年 4 月に、7 が 2020 年 1 月にサポート期間が終了している。現在も流通している Windows 10 は 2025 年 10 月にサポート期間が終了することが予定されている。

表 2.3-2 Windows のバージョンとサポート期間

Windows のバージョン	日本語版のリリース時期	サポート期間
Windows 95	1995 年 11 月	2001 年 12 月
Windows 98	1998 年 7 月	2006 年 7 月
Windows 2000	1999 年 12 月	2010 年 7 月
Windows Me	2000 年 9 月	2006 年 7 月
Windows XP	2001 年 9 月	2014 年 4 月
Windows Vista	2006 年 11 月	2017 年 4 月
Windows 7	2009 年 9 月	2020 年 1 月
Windows 8	2012 年 8 月	2016 年 1 月
Windows 10	2015 年 7 月	2025 年 10 月
Windows 11	2021 年 10 月	未定

Column　病院情報システムの OS のバージョン

病院情報システム(HIS)では、稼働しているプログラムが最新の OS (Windows であれば 11)に対応していないことも多く、サポート期間が終了した OS を引き続き使用しているケースも散見される。この場合、外部ネットワークから遮断された状態で接続する分には危険性は低下するが、外部とのネットワークや外部ネットワークと接続履歴のある補助記憶装置(外付け HDD や USB メモリ)の接続には細心の注意が必要となる。なお、補助記憶装置の使用は、各医療機関で使用規定が設けられているため、規定を遵守することを心がけよう。

2.3.2　アプリケーションソフトウェアについて

OS がコンピュータを動作させるための基本的な役割を果たすのに対し、アプリケーションソフトウェアは利用者の目的に応じた機能をそれぞれのソフトウェアで提供する。業種・業務に関係なく一般の利用者が広く使えるような共通応用ソフトウェアと、特定の業種・業務の利用に特

化した個別応用ソフトウェアに大別される。

　共通応用ソフトウェアの多くはソフトウェアパッケージとなっており、それぞれの利用者が新規にソフトウェアを開発したり、メンテナンスを行ったりせずに容易に使用できる。また、市販されているソフトウェアである。

　ソフトウェアパッケージでは使用に支障をきたしたり、機能が不足するような場合は、各自で新たに開発したり改良したりしたソフトウェアを使用することとなる。医療機関で取り扱う電子カルテシステムでは、診療所ではパッケージ化されたソフトウェアパッケージを使用することが多いが、病床規模が大きい病院などでは自施設の環境に合わせて開発を行うことが多い。なお、電子カルテの導入には計画から含め数年かかることもある。

　以下では共通応用ソフトウェアと使用する拡張子について説明する。

（1）文書処理ソフトウェア

【拡張子：.doc　.docx　.txt　.pdf】

　文書処理ソフトウェアはワードプロセッサ、ワープロと称される、文書の作成や編集を行うことができるソフトウェアである。代表的なものに Microsoft Word や Just Systems 一太郎がある。また、ウェブブラウザ上で共有・共同編集が可能な Google ドキュメントもある。

　文書作成ソフトでは文字情報のみを扱うテキストファイル（.txt）や Adobe 社が開発した PDF（Portable Document Format）ファイル（.pdf）も用いられる。PDF ファイルは保存時のレイアウトや書式が保持されるため、閲覧する端末やソフトウェアが異なっても同じ状態で表示することが可能である。（**図 2.3-10**）

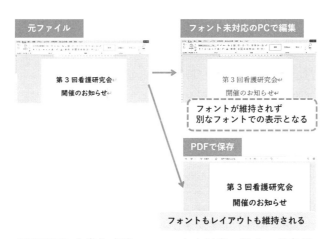

図 2.3-10 文書作成時のフォント未対応の場合の保存例

（2）表計算ソフトウェア

【拡張子：.xls　.xlsx　.csv】

　表計算ソフトウェアは行と列の二次元の表を用いて様々な処理を行うソフトウェアである。代表的なものに Microsoft Excel や Google スプレッドシートがある。単純に数値を入力するほ

か、集計や各種関数の使用、統計解析、グラフ化等を行うことができる。また、Word と同様に図形や画像の挿入も可能である。

　Microsoft Excel では .xlsx という拡張子が用いられるが、CSV（Comma Separated Values）ファイル（.csv）も用いられる。Excel ファイルではシートに入力された情報以外にも計算式、文字装飾、図形や画像の挿入、グラフの作成情報等、作業した内容を保存することができる。

①CSVファイル（カンマ区切り）の**MS Excel**での表示

	A	B	C	D	E
1	りんご	王林	トキ	ふじ	
2	梨	幸水	二十世紀	豊水	
3	いちご	あまおう	とちおとめ	さがほのか	
4					

②CSVファイル（カンマ区切り）の**メモ帳**での表示

```
*新規 Microsoft Excel ワークシート - メモ帳
ファイル(F)  編集(E)  書式(O)  表示(V)  ヘルプ(H)
りんご,王林,トキ,ふじ
梨,幸水,二十世紀,豊水
いちご,あまおう,とちおとめ,さがほのか
```

図 2.3-11 CSV データのソフト別表示の違い

　一方で CSV ファイルはシートに入力された情報をカンマ（,）で区切った状態で保存する。CSV ファイルはデータが単純な形式であるため、ソフトウェアに依存せず、様々なソフトウェアで使用が可能となる。

（3）プレゼンテーションソフトウェア

【拡張子：.ppt　.pptx　.key】

　プレゼンテーションソフトウェアは講義や報告会、会議や学会等で情報提供・発表を行うためのソフトウェアである。代表的なものに Microsoft PowerPoint、Apple Keynote、Google スライドがある。

　プレゼンテーションソフトウェアではスライド形式となっているため、複数のスライドを用いて発表することが可能である。また、配布資料作成としても用いられることが多い。また、スクリーンにはスライドを投影し、手元の PC には原稿を表示するプレゼンテーションモードなどの機能もある。図形や画像が挿入できるほか、動画像・音声・アニメーション機能を用いることができる。また、録音・録画機能も有していることから、プレゼンテーション動画の作成も可能である。

（4）画像処理ソフトウェア

【拡張子：.jpg　.jpeg　.png　.tiff　.gif　.bmp】

　イラストの作成や写真や図の作成をコンピュータ上で処理するソフトウェアである。画像処理の方法はラスタ形式（ビットマップ形式）とベクタ形式とに大別される（**図 2.3-12**）。

　ラスタ形式は画像を構成する要素一つひとつが四角もしくはそれに類似する形状で構成されており、画像を拡大した場合それぞれの

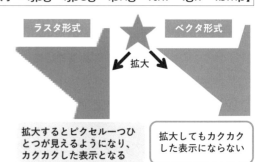

図 2.3-12 ラスタ方式とベクタ方式

形状を認識することができる。写真のような複雑な画像を扱うのに適している形式である。画質が悪い場合は、通常状態でも角を認識することができるため拡大には向いていない。

　ベクタ形式の画像はコマンドとして形状を作成しているため、拡大した場合でも形状はそのまま保たれる。作成した画像の拡大・縮小に向いている形式であるが、複雑なものを表現するのには適していない。

　それぞれ目的別に使用がされており、写真などを加工する場合はラスタ形式の Adobe Photoshop、イラストを作成・加工する場合はベクタ形式の Adobe Illustrator が代表的なソフトウェアとしてあげられる。

（5）Web ブラウザ

　インターネット上で Web サイトを閲覧するためのソフトウェアが Web ブラウザである。Web サイトによっては使用ブラウザを限定している場合もあるため、対応する Web ブラウザを使用する必要がある。また、Web ブラウザを使用する電子カルテシステムもあり、この場合もベンダが指定する Web ブラウザの使用が求められることが多い。

　代表的な Web ブラウザには Microsoft Edge、Google Chrome、Mozilla Firefox などがある。なお、これまで用いられることも多かった Internet Explorer は 2022 年 6 月にサポートが終了し、Microsoft 社からも使用を推奨しない旨のアナウンスがなされている。

　Web ブラウザには追加の機能を持たせるプラグインまたはアドオンと呼ばれるプログラムもある（図 2.3-13）。なお、プラグインは操作を便利にするものではあるが、一部には悪意のあるプログラムも存在するため、インストールの際には注意が必要となる。

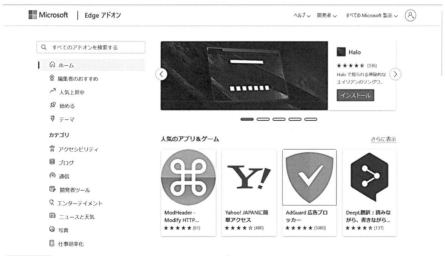

図 2.3-13 Microsoft Edge アドオンページ
（出典：https://microsoftedge.microsoft.com/addons/）

Column　圧縮ファイルの解凍方法

　圧縮ファイルの ZIP ファイル等は圧縮された状態でもファイルの中身を見ることが可能である。一方で、圧縮フォルダ内のファイルをコピーや切り取りができない等の制限があるため、制限を解除するためには圧縮を解除する必要がある。この作業を一般的に解凍するという。

　Windows での圧縮ファイルの解凍方法は当該ファイルを右クリックし、すべて展開をクリックすることで解凍することが可能となる（図 2.3-14）。

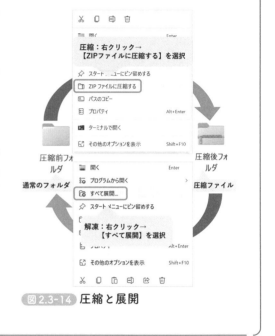

図 2.3-14　圧縮と展開

2.4 ネットワークについて

(1) WAN と LAN

コンピュータを有効活用するために、今や外部とのネットワーク接続は欠かすことができない。ネットワーク接続において施設内や医療機関内、会社内の範囲でネットワーク接続することを **LAN**（Local Area Network）と呼ぶ。また、LAN 同士をつなぎ、広範囲でネットワーク接続を可能にしたものを **WAN**（Wide Area Network）と呼ぶ（**図 2.4-1**）。インターネットと呼んでいるものも WAN の一種であり、インターネットに接続する際にはプロバイダ（ISP：Internet Services Provider）を通すことで広く世界の様々な情報とつながることを可能としている。一方で、医療機関内・企業内で限定されたWAN はインターネットと比較してセキュリティ強度が高いとされている。

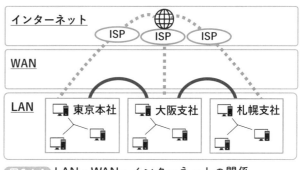

図 2.4-1 LAN・WAN・インターネットの関係

(2) IP アドレスと MAC アドレス

WAN およびインターネットに接続するためには、LAN とは異なり、回線業者および ISP との契約が必要となる。ISP との契約によりインターネット上で通信先を特定するための **IP アドレス**が付与され、外部とのネットワーク接続が可能となる。なお、IP アドレスは ISP 毎で管理がなされているため、インターネット上の書き込み等に対する追跡を行うことが可能となる。IP アドレスは IPv4 プロトコルでは 8 ビット（0〜255）4 組で定義され、約 43 億個の IP アドレスを定義することができる。しかしながら、近年の急速なインターネットの普及に伴い IP アドレスの枯渇が懸念されたことにより IPv4 に代わる新しいプロトコル IPv6 が誕生した。IPv6 では約 340 澗個（2^{128} 個）の IP アドレスを割り当て可能であり、枯渇する可能性は極めて低いものとなっている。

ネットワーク上の通信先を特定するのが IP アドレスであるのに対し、ネットワークに接続する機器 1 台 1 台に特有の番号が付与されており、これを **MAC アドレス**（物理アドレス）と呼ぶ。機器同士で同じ MAC アドレスが重複して付与されることはない。同じネットワーク内でどの機器にデータを送り届けるかを判断する際に MAC アドレスが用いられる。MAC アドレスは 16 進数が使用され、8 ビット（00〜FF）6 組で定義されている。

(3) 有線 LAN

LAN には有線 LAN と無線 LAN があり、ケーブルを用いて接続を行う有線 LAN の標準規格をイーサネット（Ethernet）と呼ぶ。イーサネットのケーブルにはツイストペアケーブル、光ファ

イバーケーブル、同軸ケーブルがあり、ツイストペアケーブルがコンピュータの有線 LAN 接続に用いられることが多い。ツイストペアケーブルには様々な規格があり、規格ごとで上限となる伝送速度が決められている。後述するスイッチングハブやケーブルが求める伝送速度に達していない場合は、最大速度での通信を行うことができず、ケーブルもしくはスイッチングハブのうち遅い方の速度での通信となる。なお、無線 LAN と比較して有線 LAN は接続が安定しているため、接続の安定性を求める場合は有線 LAN を使用するケースが多い。

▶（4）無線 LAN（Wi-Fi）

　無線LANは有線接続されたアクセスポイントにケーブルを用いず電波で通信する形態である。物理的なケーブルを用いないことで、電波の範囲内で自由に移動することが可能になるとともに、アクセスポイントに複数の端末を接続することも可能となる。無線 LAN の接続には IEEE（Institute of Electrical and Electronics Engineers、アイ・トリプル・イー、米国電気電子学会）が定めた標準規格 IEEE802.11 シリーズがあり、通信速度や周波数等を規定している。

　IEEE802.11 シリーズに準拠した製品の登録商標が Wi-Fi である。周波数には 2.4 GHz 帯と 5 GHz 帯のいずれかが用いられている。周波数ごとで特徴を持っており、2.4 GHz 帯は電波が壁や床などの障害物に左右されづらく、遠方まで届きやすいため壁があったり階が異なったりする場合でも使用しやすい。一方で、家電（電子レンジや IH クッキングヒーター）や Bluetooth なども 2.4 GHz 帯を利用するため、近くにこれらがある場合は電波干渉が起きて接続に支障をきたすおそれもある。5 GHz 帯は無線 LAN 専用の周波数帯である。他の機器との干渉がない一方、障害物に弱いため、壁などの障害物が存在すると電波が弱まったりするおそれがある。

　Wi-Fi のセキュリティ・暗号化には WEP（Wired Equivalent Privacy）、WPA（Wi-Fi Protected Access）、WPA2、WPA3 などがある。Wi-Fi の策定当初は WEP が暗号化技術として用いられていたが、WEP によって暗号化されたものの解読が容易であることが判明したため、暗号化技術が WPA に置き換わった。その後、WEP の脆弱性を改善した新

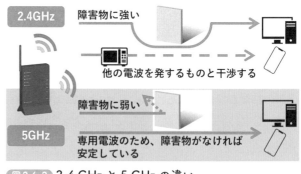

図2.4-2　2.4 GHz と 5 GHz の違い

しい暗号化技術 WPA が用いられることとなった。WPA にも脆弱性が見つかったことにより、米国政府でも用いられている暗号化技術 AES（Advanced Encryption Standard）を用いた WPA2 が登場し、2018 年には WPA2 の後継である SAE（Simultaneous Authentication of Equals）を用いたより強固な暗号化技術である WPA3 も利用されている。

章末問題

テキスト第 2 章を復習し、（　　　　　　）に該当するものとして適切なものを記述しましょう。

＜コンピュータの基礎＞

問 1　コンピュータでのデータ処理には 2 進数が用いられているが、2 進数を用いることで（　2-1　）の構造を単純化することができる。

問 2　2 進数⇔10 進数の変換を（　2-2　）と呼ぶ。

問 3　10 進数 $(88)_{10}$ を 2 進数に変換すると（　2-3　）$_2$ になる。

問 4　2 進数 $(10101)_2$ を 10 進数に変換すると（　2-4　）$_{10}$ になる。

問 5　1 bit では（　2-5　）個の情報を表現することができる。

問 6　1 Byte では（　2-6　）個の情報を表現することができる。

問 7　1 bit と 1 Byte の関係は（　2-7　）bit ＝ 1 Byte である。

問 8　アナログデータを取り扱うためには連続データから離散データへの変換が必要である。この変換を（　2-8　）という。

問 9　（　2-9　）する際に、一定間隔でアナログデータの値をデジタルデータの値に変換をしていく。この時の間隔を（　2-10　）という。

＜コンピュータの仕組みについて＞

問 10　コンピュータは（　2-11　）、（　2-12　）、（　2-13　）、（　2-14　）、（　2-15　）の 5 大装置から構成され、このようなコンピュータをノイマン型コンピュータと呼ぶ。※2-11 ～ 2-15 の順序は問わない。

問 11　コンピュータの中央処理装置を英語 3 文字で（　2-16　）と呼ぶ。

問 12　メモリの種類の中で、コンピュータの電源が ON になっている状態でのみ情報の保持ができるものを（　2-17　）と呼ぶ。

問 13　メモリの種類の中で電源が OFF の状態でも情報の保持が可能なものを（　2-18　）

と呼ぶ。

問 14　映像の入出力端子で、著作権の保護機能を有しているインターフェースを（　2−19　）と呼ぶ。

問 15　HDD とは異なり物理的稼働箇所がなく衝撃にも強い補助記憶装置を（　2−20　）と呼ぶ。

問 16　データの損傷に備えて複数のハードディスクにデータを保存する技術をアルファベット 4 文字で（　2−21　）と呼ぶ。

＜ソフトウェアについて＞

問 17　利用者に一番近いソフトウェアを（　2−22　）と呼ぶ。

問 18　ハードウェアと（　2−22　）の間に入って、操作者が円滑に作業をする手助けを行うシステムをアルファベット 2 文字で（　2−23　）という。

問 19　HDD に保存しているデータが飛び飛びで保存される状態を（　2−24　）という。

問 20　前問の状態（　2−24　）を解消する方法として（　2−25　）がある。

問 21　マウス等でアイコンをクリックすることでシステムを起動させることができる操作環境をアルファベット 3 文字で（　2−26　）という。

問 22　画像処理の方式には（　2−27　）と（　2−28　）があり、（　2−27　）の代表的なソフトウェアとして Adobe Photoshop、（　2−28　）の代表的なソフトウェアとして Adobe Illustrator がある。

＜ネットワークについて＞

問 23　医療機関内や会社内の範囲でネットワーク接続することを（　2−29　）と呼ぶ。

問 24　インターネットに接続するために必要なサービスをアルファベット 3 文字で（　2−30　）という。

問 25　インターネット上で通信先を特定するためのアドレスを（　2−31　）と呼ぶ。

問 26　ネットワークに接続するための機器 1 台 1 台に付けられている特有の番号を（　2−

32 ）と呼ぶ。

問 27　無線 LAN の周波数帯において、障害物に強いが他の電波を発する機器の影響を受けやすい周波数帯は（　2−33　）である。

＜ファイル形式について＞

問 28　文書等を保存する形式の中で、元の書式やフォントを維持しながら保存することができるファイル形式に（　2−34　）がある。

問 29　表計算ソフトウェアで使用するファイル形式の中で、カンマで区切った状態でデータを保存する形式を（　2−35　）と呼ぶ。

情報セキュリティ

3.1 脅威の種類と特徴

医療機関での業務や日常生活がコンピュータやICT（情報通信技術：Information and Communication Technology）の進歩により便利になっていく一方、コンピュータウイルス等様々な脅威にさらされることが多くなってきている。

実際に、現場では電子データとして多くの**情報資産**を取り扱うようになってきており、使う側が正しい知識をもとに、コンピュータやその中で扱う情報資産に関して厳格に取り扱うとともに、外部からの侵入を許さないこと、また万が一脅威にさらされることになった場合でも、被害を拡大させないことが重要である。

これらの脅威の種類はJIS Q 13335-1：2006によって定義がなされており、人間に起因するものと環境に起因するものに大別される。

攻撃する側が意図的に情報資産の窃取やコンピュータの破壊を目的として侵入を試みる場合もあるが、利用者の

表3.1-1 脅威の種類

分類	人間		環境
	意図的	偶発的	
例	盗聴 情報の改ざん システムのハッキング 悪意のあるコード	誤り及び手ぬかり ファイルの削除 不正な経路 物理的事故	地震 落雷 洪水 火災

知識不足により悪意あるファイルをインストールしてしまったり、危険なWEBサイトにアクセスしたり、情報を誤送信したりして、損害を生み出すこともある。また、近年は自然災害も増加してきており、洪水や地震等の自然災害が起きた時の対策も欠かすことができなくなってきている。

3.1.1 コンピュータウイルスとマルウェア

コンピュータに悪意のある動作をさせるものを総称して**マルウェア**と呼ぶ。一般的にコンピュータウイルスと呼ぶことが多いが、コンピュータウイルスは利用者に対して不利益を生じさせる悪意のプログラムやコードであるマルウェアの一種である。

これらはJIS Q 13335-1：2006における脅威に分類される。マルウェアにはコンピュータウイルスのほかに、ワーム、トロイの木馬、ランサムウェア等があり、それぞれ動作や目的が異なる。

（1）コンピュータウイルス

コンピュータウイルスはJIS X0008「情報処理用語－セキュリティ」によって定義がされている。第三者のコンピュータやプログラム、データベースに対して何らかの被害をもたらすよう

表3.1-2 マルウェアの種類と特徴

マルウェアの種類	特徴
コンピュータウイルス	• 他のプログラムに感染して、そのプログラムが実行されるときに悪質な動作をする • ファイルやデータを破壊したり、システムの動作を遅くしたり、他のプログラムに感染させたりする
ワーム	• 自己増殖する能力を持つ • ネットワークを通じて他のコンピュータに感染 • システムリソースの消費、個人情報の窃取、他のマルウェアをダウンロードするなどの動作
トロイの木馬	• 正常なプログラムやファイルに偽装、ユーザが気づかないうちに悪質な動作をする • 不正なアクセスや操作、スパイウェアを仕込んだりする
ランサムウェア	• ユーザのデータを暗号化して、解除するための身代金を要求する • 暗号化されたデータをインターネット上に公開すると脅すケースもある
アドウェア	• ブラウザやデスクトップに大量のポップアップ広告や警告メッセージが表示されたりする
スパイウェア	• ユーザの個人情報やオンライン行動を盗み取る • クレジットカード番号やパスワードなどの重要な情報が流出する危険性もある
ボット	• 感染したパソコンやスマートフォンなどが、ハッカーにより遠隔操作され、スパムメールの送信やDDoS攻撃などに悪用される

にプログラムされたものであり、①**自己伝染機能**、②**潜伏機能**、③**発病機能**のいずれか1つ以上の機能を有しているものを指す。なお、コンピュータウイルスは単体では動作せず、他のプログラムの一部として入り込むことにより動作する仕組みである。

　経済産業省による「**コンピュータウイルス対策基準**」では3つの機能を以下のように定義している。

①自己伝染機能	自らの機能によって他のプログラムに自らをコピーし又はシステム機能を利用して自らを他のシステムにコピーすることにより、他のシステムに伝染する機能
②潜伏機能	発病するための特定時刻、一定時間、処理回数等の条件を記憶させて、発病するまで症状を出さない機能
③発病機能	プログラム、データ等のファイルの破壊を行ったり、設計者の意図しない動作をしたりする等の機能

　近年ではマクロ感染型（**マクロウイルス**）が流行しており、Microsoft Office の Word や Excel のマクロ機能を利用した「W97M/Melissa」が代表的なものとしてあげられる。これはマクロウイルスが埋め込まれたファイルが電子メールに添付され、そのファイルを開いて実行することで感染する（**図3.1-1**）。

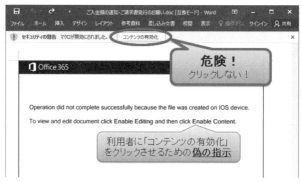

図3.1-1 **マクロウイルスの画面例**（出典：独立行政法人
情報処理推進機構）

(2) ワーム

　ワームはコンピュータウイルスとは異なり、感染するために他のプログラムを必要とせず、単体で活動し自己増殖ができる自己完結型のマルウェアである。ワームは短期間で多くのシステムに感染する能力を持ち、メールに添付されたファイルを開くことで感染するほか、ネットワークやUSBメモリ等の補助記憶装置から感染する危険性がある。ワームに感染することにより、情報の流出、コンピュータの動作不能、異なるマルウェアのインストール、大量メールの送信等が起こり得る。

(3) トロイの木馬

　トロイの木馬は正常なプログラムに偽装し、利用者が意図しない動作をするマルウェアである。メールに添付されているファイルやネットワーク上で配布されているプログラムやアプリを通して感染する。感染した場合、バックドア（不正アクセスができるようなルート）の作成、パスワードの窃取、スパムメールの大量送信、ファイルの破壊等が行われる。

(4) ランサムウェア

　ランサムウェアはコンピュータ上のデータを暗号化し、そのファイルの復元と引き換えに金銭を要求するマルウェアである。なお、ランサムウェアは身代金「Ransom」と「Software」を組み合わせた造語である。ランサムウェアによって暗号化されたデータは、復元が困難であるとともに、身代金の要求に応じた場合でもデータが復元される確証はない。一方で身代金の支払いに応じない場合は、暗号化したデータを外部に公開すると脅す事例も増加している。

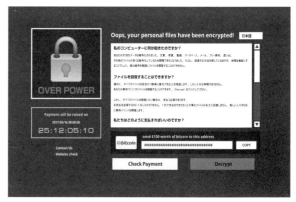

図3.1-2 **ランサムウェアの画面例**

2017年より「WannaCry」が流行し、不特定多数を対象とした攻撃が行われていたが、近年は特定の企業や医療機関を対象とした攻撃に移行してきており、日本の医療機関も**表3.1-3**に示す通り被害にあう事例が多くなってきている。

表3.1-3 医療機関でのランサムウェアによる被害例

年月	医療機関	被害例
2018年10月	奈良県公立病院	電子カルテシステムが使用不可に復旧後、一部患者の医療情報が閲覧できない状態に
2020年12月	福島県公立病院	放射線装置の不具合が発生
2021年 5月	大阪府公立病院	遠隔読影システムが使用不能に
2021年10月	徳島県公立病院	電子カルテシステムに感染し使用不能に
2022年 1月	東京都私立病院	4日間にわたり電子カルテが閲覧できない状態に
2022年 4月	大阪府私立病院	電子カルテシステムに感染し、カルテの閲覧不能に
2022年 6月	徳島県私立病院	電子カルテシステム、院内LANシステムに感染し使用不能に
2022年10月	大阪府公立病院	委託業者経由で感染、院内システム全般に感染

（5）アドウェア

アドウェアは、別のソフトウェアに付属してインストールされ、広告を表示させることで作成者が広告収入を得ることを目的としたソフトウェアである。健全な広告を表示する分には問題が無いとされるが、公序良俗に反するものを表示したり、マルウェアに感染したとする偽の警告を表示して個人情報の窃取をしたり、金銭を窃取したりするものもあり、これらをマルウェアに分類することもある。

よくある事例で、Windowsセキュリティセンターを名乗り、トロイの木馬等のマルウェアを検出したと表示し、利用者のクリックを促すもの（**図3.1-3**）がある。この場合は焦ってクリックせずに、落ち着いてその画面を閉じる対処が重要である。

（6）スパイウェア

スパイウェアはユーザが知らないところでアカウント名やパスワード、クレジットカード番号、ユーザの行動等の情報を外部に自動送信するようプログラムされたマルウェアである。ユーザが意図してインストールしたプログラムに組み込まれているケースとユーザが知らないうちに自動的にインストールされて動作しているケースがある。

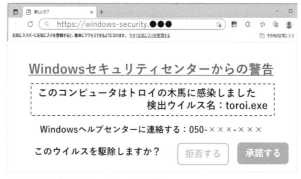

図3.1-3 アドウェアの画面例

(7) ボット

　ボットはコンピュータを外部から遠隔操作することを可能にするマルウェアである。ボットに感染したコンピュータはメールの大量送信をさせられたりするが、それらに感染したコンピュータが、複数で同時にネットワーク上のサーバーの負荷になる動作を行うことで、サーバーの停止に追い込む DDoS 攻撃に発展したりもする。

3.1.2　フィッシング詐欺、ワンクリック詐欺

　コンピュータを扱ううえで、情報資産や個人情報を窃取されるのはマルウェアによるものだけではない。**ユーザの認識不足**によって窃取されるフィッシング詐欺やワンクリック詐欺が代表的なものとしてあげられる。

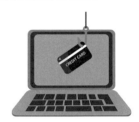

(1) フィッシング詐欺

　企業を装って偽のホームページやメールを作成し、そこに記載されている URL をクリックさせ情報を入力させることでアカウント名、パスワード、クレジットカード情報、口座情報等を窃取するのがフィッシング詐欺である。近年、その作りはより精巧になってきており、ホームページやメールのアドレスは一見企業公式とそっくり（**図 3.1-4**）にできている。

　ただし、URL やメールアドレスは企業公式のものとは異なるため、その違いで偽サイトかどうか見分けられるスキルが必要になるとともに、うかつに記載されている URL へのアクセスおよび情報の入力を行わないようにすることが必要となる。なお、偽サイトの例として、ショッピングサイトや宅配業者、税務署や国の事業（給付金等）を装うものがある。また、宅配業者の不在通知を装って SMS（ショートメールサービス）を介したものもある。

🟦例　偽サイトの URL 例

　　公式サイトの URL：https：//www. ●●● .co.jp
　　偽 サイトの URL：https：//www. ●●● .xx.jp　https：// ●●●-abc.xx.zzz

(2) ワンクリック詐欺

　有料サイトを進んでいくと、自分が意図しない状況で会員登録が完了し、会費の支払いを求められるのがワンクリック詐欺の代表例（**図 3.1-5**）である。請求画面には IP アドレス、プロバイダ名、OS、ブラウザ等の情報が表示され、利用者は個人情報が相手に伝わっていると勘違いし、請求に応じてしまい金銭やクレジットカードの情報を窃取される。しかしながら、IP アドレスやプロバイダはインターネットを使用しているうえで公表されている情報であり、そこから一事業者が個人を追跡することはできない。請求情報が出ないような閲覧行動が重要であるが、万が一このような情報が表示される場合でも、焦らずに無視する対応が求められる。

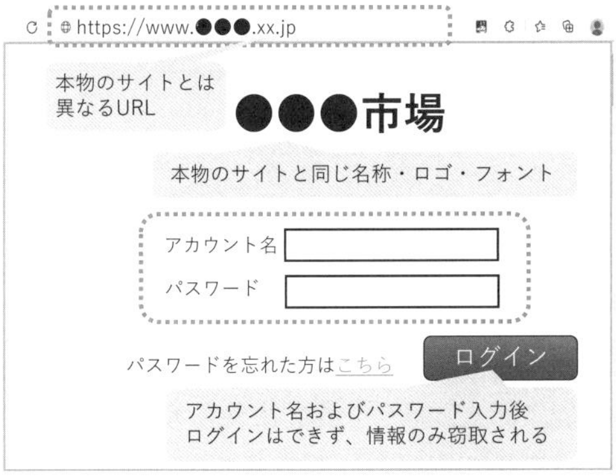

図3.1-4　フィッシングサイトの画面の例

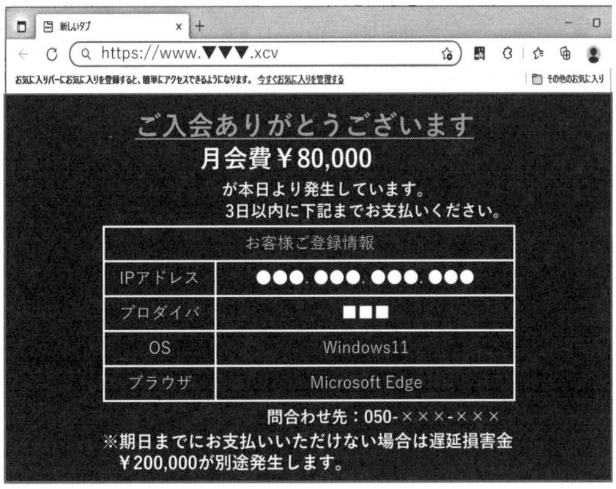

図3.1-5　ワンクリック詐欺の請求画面例

3.1.3　ドッペルゲンガー・ドメインによる情報流出

　2022年末、個人情報保護委員会も注意喚起がなされているのが**ドッペルゲンガー・ドメイン**による個人情報の流出やフィッシング詐欺被害の誘発である。すでに存在する有名なドメインに酷似したドメインを作成することにより、メールアドレスの入力間違いを行った際に、通常であればメールアドレスが存在しないという理由でメールが送られないが、そのままドッペルゲンガー・ドメイン宛にメールが送信され、メール情報が悪用されてしまう。

　具体的には @○○ mail.com と本来であれば入力すべきところ、○○ mal.com や○○ mali.com などの入力間違いをターゲットにしたドッペルゲンガー・ドメインが作成されている。医療機関や企業のメールサーバーでは、このようなドッペルゲンガー・ドメインへのメール送信をあらかじめブロックしている事例もあるが、メールアドレスの入力間違いには注意願いたい。

例　ドッペルゲンガー・ドメインの作成例

　○　Google 社が提供する Gmail の正しいドメイン：@gmail.com
　×　ドッペルゲンガー・ドメインの可能性があるドメイン例：
　　@gmai.com @gmajl.com @gmile.com @gmcil.com @gmail.cm @gmahil.com @gmailil.com
　　@gmaij.com @gmail.com.com @gmaii.com など

3.2 情報セキュリティ対策

3.2.1 情報セキュリティの要素

コンピュータを使用するうえで、マルウェア等の脅威から情報資産を守ることが必要不可欠であるが、情報セキュリティを考えるうえで目的に応じた次の**表 3.2-1** の 7 つの要素が JIS Q 13335-1：2006 によって定義されている。この 7 つの要素のうち、**機密性、完全性、可用性は情報セキュリティの 3 要素**として特に重要とされている。なお、下表の定義において出てくるエンティティとは操作する人やシステムやプログラムを指す用語として使用されている。

表3.2-1 JIS Q 13335-1：2006 による情報セキュリティの 7 要素と具体的な施策例

名称	定義	具体的な施策
責任追及性 （accountability）	あるエンティティの動作が、その動作から動作主のエンティティまで一意に追跡できることを確実にする特性。	アクセスログの記録 デジタル署名
真正性 （authenticity）	ある主体又は資源が、主張どおりであることを確実にする特性。真正性は、利用者、プロセス、システム、情報などのエンティティに対して適用する。	デジタル署名 2 要素認証
可用性 （availability）	認可されたエンティティが要求したときに、アクセス及び使用が可能である特性。	UPS RAID
機密性 （confidentiality）	認可されていない個人、エンティティ又はプロセスに対して、情報を使用不可又は非公開にする特性。	アクセス権の設定 パスワードによる認証
完全性 （integrity）	資産の正確さ及び完全さを保護する特性。	情報の変更履歴の保存
否認防止 （non-repudiation）	ある活動又は事象が起きたことを、後になって否認されないように証明する能力。	アクセスログの記録
信頼性 （reliability）	意図した動作及び結果に一致する特性。	不具合のないシステム設計

特に重要である情報セキュリティの 3 要素のうち、機密性が担保されていない場合、情報資産へのアクセスが許可されていない第三者によるアクセスが実行され、情報の窃取や破壊が行われる。

この対策として、許可されていない者からのアクセスを遮断するとともに、医療機関内でも情報の種類に応じてアクセス権の設定を行うことがあげられる。さらに、アクセスする個人を特定するためにユーザ管理を行い、各個人に対してアカウントを付与し、パスワードでの認証やパスワードとその他の要素を交えた **2 要素認証**等で本人以外にアクセスができないようにする。

また電子カルテの情報を保管しているサーバー室等に関しては、**入退室管理**を行うことで、いつ誰が入室したかを管理する方法があげられる。

情報セキュリティの 3 要素のうち 2 つ目の完全性については、完全性が担保されない場合、データが正確でないと判断されその価値を失うこととなる。正確なデータであると判断できる状態にするため、いつ誰がデータを作成・変更・削除したのかを明示する**デジタル署名技術**が用いられる。

最後に 3 つ目の要素である可用性であるが、可用性が担保されない場合、情報資産にアクセスをしたい個人がアクセスできないという状態が発生する。そのため、許可された個人がすぐに情報資産にアクセスできる体制が不可欠である。停電時の対応では UPS の活用、データの破損

に備える場合は RAID 技術の活用によるデータの保護が対策としてあげられる。

3.2.2　情報セキュリティ対策

　情報資産を適切に保護するための対策としてパスワードによる認証、パスワードと他の要素を組み合わせた 2 要素認証、ウイルス対策ソフトの導入、ソフトウェアの更新、バックアップ、職員教育、ATA パスワードロックの活用、情報の取り扱い規定の整備、非常時の対策の策定などがあげられる。以下でそれぞれの対策について詳述する。

（1）パスワードによる認証

　もっとも身近に使用されている対策はパスワードによる認証である。パスワードは日常生活においても使用頻度が高いものであるため、正しい管理が不可欠である。パスワードの作成から管理について以下に詳述する。

① パスワードの作成

　パスワードを作成する際、他者が推測しやすいもの、解読されやすいものは避けなければならない。パスワード設定の際に、これまでは既定の文字数以上での設定を求めることが多かったが、現在ではその文字数が増えているとともに、アルファベットの大文字、小文字、数字、記号の混在を求めるケースが増えている。これらの組み合わせを用いることで、解読までに時間がかかり突破されるリスクを低減させることが可能となる。

　例えば、6 桁のアルファベット小文字（26 字）のみを使用した場合は約 3 億通り、8 桁のアルファベット小文字（26 字）のみを使用した場合は約 20 億通りとなり、現在のコンピュータの性能では数秒～数十秒ですべての組み合わせでのログインを試みることが可能となってしまう。一方で、10 桁のアルファベット大文字小文字（52 字）＋数字（10 字）＋記号（31 字）で組み合わせた場合は約 4,839 京通りと現在のコンピュータの性能でも解読には膨大な時間を要し、突破されるリスクは低くなる。

　パスワードを設定する際には上記のアルファベット大文字小文字＋数字＋記号の組み合わせを用いることはもちろんであるが、他者が類推しやすいものも避けなければならない。自身の名前、誕生日は避けるとともに、他者がよく使用する文字列を使用した場合も解読されるリスクが高まってしまう。推測されやすいパスワード例を**表 3.2-2** に示す。

表 3.2-2　用いられやすいパスワード例

用いられやすいパスワード	備考
password	辞書に載っている単語
12345678	単純な数字の組み合わせ
1qaz2wsx	キーボードの左上から縦 2 列を使用したもの
asdfghjk	キーボードの a から右のアルファベット 8 文字を使用したもの
zxcvbnm	キーボードの z から右のアルファベット 7 文字を使用したもの
iloveyou	辞書に載っている英文

② パスワードの変更

　これまでパスワードは定期的に変更することが推奨されていたが、現在では定期的な変更は不要とされている。定期的に変更することで、他者が類推しやすいパスワードになる可能性が高まり、見破られるリスクが逆に高くなってしまう。使用しているサービス側からパスワードが流出したという状況が起こらない限りは、そのままのパスワードを使用することが、内閣サイバーセキュリティセンターからも推奨されている。

③ パスワードの運用

　パスワードを複数のサービス間で使いまわすことは推奨されていない。1 つのサービスでパスワードが見破られた場合、他のサービスにおいても同様に見破られる可能性が高くなる。面倒であってもサービスごとに異なるパスワードを用いることでパスワードが見破られるリスクを低くすることが可能となる。

④ パスワードの管理

　パスワードを他者から見える場所で管理することは避けなければならず、コンピュータやモニタに付箋や紙で貼り付けることは推奨されない。また、ブラウザに記憶させることやコンピュータ内でテキストファイル等に書き込んで管理することも推奨されない。離席等の際に、コンピュータ自体を操作された場合、パスワードを解読する手間がかからず他者がアクセスすることを許容してしまうとともに、管理しているパスワードを全て流出させてしまう危険性も高くなってしまう。

　パスワードを紙で管理する場合は、ノートで管理することも推奨されているが、ノートならば施錠できる場所で管理するとより安全である。また、アプリ等のパスワード管理ツールを使用する方法も推奨されているが、これは信用できるセキュリティ関連の企業等が提供するパスワード管理ツールを使うことが前提である。不審な企業による管理ツールでは、パスワードが盗み取られる等のリスクが高まるおそれがあるので注意したい。

⑤ パスワードを破る方法

　上記でパスワードの設定方法、管理方法を示したが、パスワードを破る方法を理解することで、自身の情報を守ることやより見破られにくいパスワード設定につなげることができる。以下に代表的なパスワード突破方法を示す。

・辞書攻撃（ディクショナリアタック）

　辞書に掲載されている単語やパスワードによく使われる単語でのアクセスを試みていく方法がディクショナリアタックである。「password」はパスワードとしてよく使用されている単語であり、辞書にも掲載されている単語でもあることから、ディクショナリアタックにより見破られやすい代表例であると言える。

・総当たり攻撃（ブルートフォース攻撃）

　すべての文字列でのアクセスを試みるのがブルートフォース攻撃である。上述した通り、少ない文字数やアルファベット小文字のみを使用した場合、総組み合わせ数も少なくなるため解読されやすくなる。一方で、多い文字数に加えアルファベット大文字＋数字＋記号を用いることでブルートフォース攻撃を受けた際に見破られるリスクを低くすることが可能となる。

・リスト型攻撃

　流出したアカウント名、パスワードのリストを使用しアクセスを試みるのはリスト型攻撃である。アカウント名、パスワードを使いまわしている場合、リスト型攻撃を受けやすくなるおそれがある。

・ソーシャルエンジニアリング

　ソーシャルエンジニアリングは電話や会話等からパスワードを盗みだす昔から存在している手法である。管理者や警察等を装ってパスワードを聞き出そうとすることが例としてあげられるが、管理者が利用者にパスワードを聞き出すことは無いため、決して回答してはならない。

　また、コンピュータを操作する後ろからのぞき見してパスワードを盗み見る方法や、ごみ箱を漁って情報を窃取する方法もソーシャルエンジニアリングの手法としてあげられる。パスワードを入力する際には医療機関内であっても周りに見ている人がいないかを確認することも防衛手段の1つとなる。また、機密情報が書かれたものを一般ごみとして捨てることは避け、必ずシュレッダーをかけるか溶解処理をする運用を徹底することが必要である。

（2）パスワードとその他の情報による認証

　パスワードと他の情報を用いた**認証**には**2段階認証**および**2要素認証**がある。2段階認証はパスワードを入力後、秘密の合言葉等のパスワードとは異なる情報を入力することでログインできる仕組みである。2要素認証はパスワードとは異なる要素を組み合わせる方法であり、SMS（ショートメールサービス）を使う認証、音声電話やEメールを使う認証、関連アプリを使用する認証、トークンを使う認証、生体情報を使用する認証が用いられている。

　SMSを使用した認証や音声電話やEメールを用いた認証では、ログイン時にパスワードを入力後、別途認証コードがSMS等で送られてきて、これを入力することでログインが可能となる。また、IDを入力後、パスワードの入力を経ず、SMS等で認証コードが送られてくる方法もある。これらは認証コードが都度変更となることから**ワンタイムパスワード**とも呼ばれる。

　関連アプリを使用する認証では、パスワードの入力後にそのサービスと関連するアプリで特定の動作をすることでログインが可能となる。**トークン**を使う認証では、トークンと呼ばれる一度しか使用できない認証コードをアプリケーション等で生成し、トークンをサービスで入力することでログインが可能となる。トークンが生成された段階で、その情報はログイン情報を管理するサーバーに送られ、入力したトークンとの照合が行われる。

　最後に、生体情報を用いた認証では身体の特徴を用いて認証を行う。指紋をはじめ、顔、静脈、虹彩が用いられる。

（3）ウイルス対策ソフトの導入

　外部からの不正な侵入およびマルウェアからの被害を防ぐためにはウイルス対策ソフトの導入が必要不可欠である。ウイルス対策ソフトの役割として、コンピュータ内部にあるファイルのチェック、外部から受信したファイルのチェック、感染したファイルが発見された場合にはファイルの隔離または駆除があげられる。また、マルウェアは日々新しいものが作り出され、情報資産の窃取を試みるため、新しいマルウェアを検知するための**パターンファイルの更新**も欠かすこ

とができない。ウイルス対策ソフトを導入して終わりではなく、日々自動更新する設定を忘れないことも必要となる。

　Windows 10 では Windows Defender と、Windows 11 では Windows セキュリティという名称のセキュリティプログラムもあらかじめ組み込まれている（**図 3.2-1**）。

⠿（4）ソフトウェアの更新

　OS をはじめ、コンピュータで使用しているソフトウェアを最新の状態にしておくことで、外部からの侵入や攻撃を防ぐ効果がある。ソフトウェアの開発当時では気が付かなかった脆弱な部分（外部からの侵入や攻撃を受けやすい弱い部分）が後になって発見されることも多く、脆弱な部分を補うためのプログラムが追加で配布されるため、状況に応じた更新を行わなければならない（**図3.2-1**）。

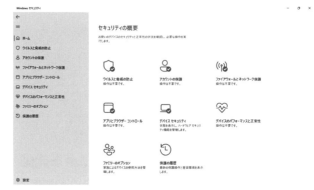

図3.2-1 **Windows セキュリティの実際の画面**
（Windows 11）

⠿（5）ネットワーク機器のファームウェアの更新・初期パスワードの変更

　ソフトウェアだけではなく、ネットワークにつながる機器を動かすために必要な**ファームウェア**の更新も外部からの不正な侵入を防ぐためには欠かすことができない。また、ネットワーク機器に設定されている初期パスワードを変更しないで使用を継続する場合、不正な侵入をされやすい状況を放置することとなる。ネットワークカメラの初期パスワードを変更しないことで、外部から不正に閲覧されるという事例も報告されている。

⠿（6）ファイアーウォールの設定

　ファイアーウォールは外部との通信において事前に定めたルールに合致しない通信を阻止するためのシステムである（**図3.2-2**）。これによりサイバー攻撃や不正アクセスからコンピュータを守ることができる。各 OS にファイアーウォールの機能が搭載されているほか、ウイルス対策ソフトでもその機能を有している。

⠿（7）ATA パスワードロック

　OS においてはユーザ管理においてログインを制御することが可能である。しかしながら、HDD/SSD 自体は保護されていないため、コンピュータを分解し、HDD/SSD に直接アクセスすることで情報の閲覧を行うことができてしまう。このような状況を防ぐために、HDD/SSD 自体を暗号化する ATA パスワードロック等を用いれば、万が一の紛失や流出に備えることが可能となる。

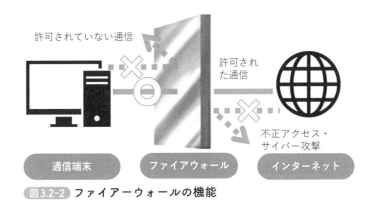

図3.2-2 ファイアーウォールの機能

ATAパスワードロックはOSへのログインとは別にHDD/SSDに接続するためのパスワードを設定し運用を行う。正しいパスワードを入力しない限り、HDD/SSDへの読み込みや書き込みを行うことができないように制限することが可能となる。なお、パスワードを忘れた場合はATAパスワードロックを設定したHDD/SSDを操作することができなくなってしまうため、パスワードの管理には細心の注意が必要となる。

(8) 職員教育、情報の取り扱い規定の整備

セキュリティ対策を行う際に、技術的な対策を行うことは重要であるが、それを扱う職員教育も欠かすことはできない。特に外部からの攻撃方法は日々アップデートされ、攻撃に対する知識や対策方法について情報資産を扱う職員側もアップデートさせ続けていかなければならない。そのためにも医療機関内での定期的な研修会の実施や、最新の情報セキュリティに関する情報提供等、職員教育は不可欠なものとなっている。一部の職員の行動により、医療機関内全体に被害が広がることも珍しくないため一人ひとりの意識が重要である。

また、情報資産を取り扱う際の規定の整備も欠かすことはできない。患者情報の取り扱い規定の整備や、ノートパソコンやUSBメモリ等の補助記憶装置の取り扱いについても規定を整備することが必要となる。規定の整備がされていないことや、それを破る職員がいることで、ノートパソコンやUSBメモリの紛失や盗難事例が多々起こり、患者情報が流出することにもつながる。

近年流行しているランサムウェア被害においても、セキュリティに対する知識が乏しい職員がメールに記載されているURLやファイルを不用意に開いたことで感染し、最悪なケースでは診療業務の停止にも発展してしまっている。

最後に、近年はシステムに障害が発生した際にどのような行動をとるべきかを事前に定めておく事業継続計画(BCP：Business Continuity Plan)の策定がより重要となってきている。マルウェア等による被害をあらかじめ想定しておくことにより、バックアップデータからの患者情報の復元や電子カルテシステムが使用不能になった場合の円滑な紙運用への移行等、診療への影響を最小限に抑えることにつながる。マルウェアによる被害だけではなく、地震、豪雨、洪水、雪害等の自然災害が起こった際にもBCPに基づいた行動が切れ目のない診療活動の継続に寄与する。

3.2.3 緊急時の対策

ある端末でマルウェアに感染したことがわかった際に、そのままの状態を放置しておくと他の端末や医療機関内で運用しているシステム全体に被害が広がるおそれがある。それらを起こさないためにも緊急時には下記の対応が推奨されている（**図 3.2-3**）。

（1）ネットワークからの切り離し

感染した端末から他の端末やシステムへの影響を最小限に抑えるため、物理的にネットワークからの切り離しを行う。有線での接続がなされている場合は、LAN ケーブルを抜く。これにより被害の拡大を最小限に抑えることにつながる。

（2）システム管理者への連絡

医療機関内にコンピュータやシステムを管理しているシステム管理者の部署がある場合は、早急に連絡をとり対応を仰ぐことが求められる。自身で問題ないと判断せずに、適切な部署に連絡をすることも医療者として求められる行動の 1 つである。

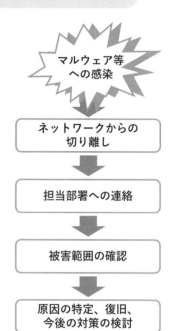

図 3.2-3 緊急時の対応手順

（3）被害範囲の確認

部署内で他の端末に被害が広がっていないか、医療機関内全体に被害が広がっていないか等、被害範囲の特定も行わなければならない。医療機関内全体に被害が広がっていた場合は、診療業務の停止にまで発展することもある。

（4）原因の特定、マルウェアの除去

被害の拡大を抑えた段階で、当該端末を調査し原因の特定を行う。処理可能なマルウェアであった場合は、その除去も実施し端末を使用可能な状態に復旧させる。また、端末の復旧後は再度同じような状況にならないようにするため、問題となった行動の分析、対応策の検討、ウイルス対策ソフトのパターンファイルの更新、職員への周知等を行う。

CHECK!! この章で覚えてほしいキーワード
コンピュータウイルス、マルウェア、ランサムウェア、フィッシング詐欺、情報セキュリティ対策、パスワード管理、ファイアーウォール

章末問題

テキスト第3章を復習し、（　　　　　）に該当するものとして適切なものを記述しましょう。

＜脅威の種類と特徴＞

問1 悪意のあるプログラムを総称して（　3-1　）と呼ぶ。

問2 （　3-1　）のうち、他のプログラムに感染して、そのプログラムが実行されるときに悪質な動作をするもの（　3-2　）と呼ぶ。

問3 コンピュータ上のデータを暗号化し、ファイルの復元と引き換えに金銭を要求するマルウェアを（　3-3　）と呼ぶ。

問4 企業等の公式Webサイトを装って、アカウント名、パスワード、クレジットカード情報等を不正に窃取する詐欺を（　3-4　）と呼ぶ。

問5 主要なドメイン（@gmail.com）の打ち間違いを利用し、似たようなドメイン（@gmal.com等）あてに誤送信させるためのドメインを（　3-5　）ドメインと呼ぶ。

＜情報セキュリティ対策＞

問6 情報セキュリティの3大要素のうち、認可されていない個人に情報を使用不可又は非公開にする特性を（　3-6　）性という。

問7 情報セキュリティの3大要素のうち、情報資産の正確さ及び完全さを保護する特性を（　3-7　）性という。

問8 情報セキュリティの3大要素のうち、情報へのアクセスを求められた際に使用が可能である状態にしておくことを（　3-8　）性という。

問9 辞書に掲載されている単語やよく使われるパスワードをもとに、パスワードの解読を試みる方法を（　3-9　）と呼ぶ。

問10 すべての文字列でパスワードの解読を試みる方法を（　3-10　）と呼ぶ。

問11 外部との通信において事前に定めたルールに合致しない通信を阻止するためのシステムを（　3-11　）と呼ぶ。

第4章

情報リテラシー

4.1 看護人としてのネットコミュニケーションの基礎

　コンピュータの進化に伴い、スマートフォンをはじめとする通信機器がとても身近なものになってきている。スマートフォンの登場以前は電話、メールでのコミュニケーションが主であったが、スマートフォンの登場後、コミュニケーション手段はLINEやMessengerなどのモバイルコミュニケーションアプリに移り変わり、自身の行動を第三者に向けて公開したり他者の行動を閲覧したりするSNS（Social Networking Service）が普及した。SNSの活用により交流の輪を広げることができたり、これまでよりも情報を早く入手できたりとよい面も多くみられるが、悪い情報や誤った情報もこれまで以上に早く広まることとなった。そこから大きなトラブルに発展するケースも珍しくなくなってきている。

　看護人として患者の情報を多く扱い、患者からの信頼を得なければならない立場として、トラブルを引き起こさない、トラブルに巻き込まれないようなネットコミュニケーション技術を身に付けることが、より求められる時代になってきている。

4.1.1 インターネット環境・モバイル端末の変化

（1）インターネットの普及状況

　1995年にWindows 95が発売され、コンピュータにおけるインターネット接続が普及し始めた。その後、携帯電話においてはNTTドコモのiモードが1999年に開始され、モバイル端末を用いたインターネット接続やEメールの送受信が行われるようになった。その後2007年にApple社よりiPhoneが発売されると世界的にスマートフォンが普及し、2010年にはインターネットを利用する際の利用機器の割合においてモバイル端末がパソコンを逆転し、モバイル端末でアクセスする割合が高くなっている。日本国内におけるインターネットの利用率も2013

表4.1-1 日本におけるインターネットと端末の歴史

ネット環境の変遷	年代	OS・モバイル端末の変化
1995年　テレホーダイ開始 1999年　NTTドコモ「iモード」開始	1990年代	1995年　Windows 95 発売 1998年　Windows 98 発売
2000年　フレッツADSLサービス開始 2001年　NTTドコモ3G「FOMA」開始 2001年　家庭用光回線開始	2000年代	2000年　カメラ付き携帯電話の普及 2008年　日本でiPhone発売開始
2010年　NTTドコモ4G LTEサービス開始	2010年代	2010年　iPad発売開始 2015年　アップルウォッチ発売開始
2020年　通信各社で5Gサービス開始	2020年代	

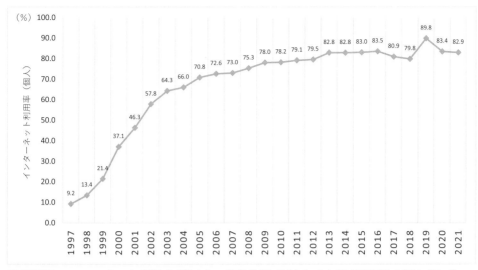

図4.1-1 **インターネット利用率（個人）の推移**（総務省「令和3年通信利用動向調査」調べ）

年から8割を超えている（**図4.1-1**）。

（2）モバイル端末の普及状況

　総務省「通信利用動向調査」によると、日本におけるモバイル端末の世帯所有率は97.3％であり、特にスマートフォン所有率の伸びは著しく、2010年には9.7％であった所有率は、2021年には88.6％まで上昇している。また、iPadをはじめとするタブレット型端末も所有率は4割に迫っている（**図4.1-3**）。

　一方で、パソコンの所有率は2009年の87.2％をピークに2021年には69.8％まで減少している。インターネットの利用機器調査においてスマートフォンでインターネットを利用している割合が68.3％であるのに対し、パソコンを利用している割合は50.4％と、これまでパソコンが担っていた役割が、スマートフォンに取って代わられた状況になっている（**図4.1-2**）。

（3）通信速度の推移

　インターネットが使用され始めた1980年代の第1世代（1G：1st Generation）、最大通信速度は約10kbps程度であった。その後、1990年代の第2世代（2G）では最大通信速度は約64kbpsと6倍ほどに向上した。この当時の速度において100KBの画像をダウンロードした場合、約12.5秒かかる計算となる。

 通信速度の計算：
bps（bit per second）：1秒間に通信可能なbit数。64Kbpsの速度で100KB（キロバイト）のデータをやりとりする場合、（100K×8）/64K＝12.5sとなり、12.5秒要するという結果となる。
※8bit＝1Byte　**第2章参照**

　2000年代の第3世代（3G）では通信速度はさらに向上し、最大3.6Mbpsまで上昇、2010年代からの第4世代では最大通信速度は約1Gbpsに、今後普及し始めると予想されている5Gでは最大通信速度は10Gbpsに達すると言われている。

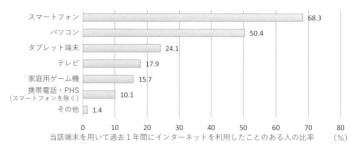

図4.1-2 インターネット利用端末の種類（総務省「令和 3 年通信利用動向調査」調べ）

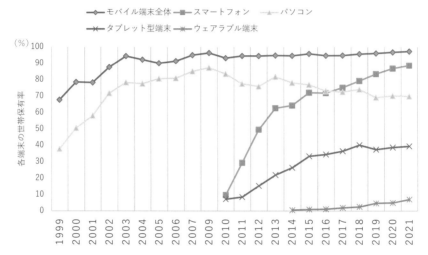

図4.1-3 各端末の世帯保有率（総務省「令和 3 年通信利用動向調査」調べ）

　インターネットが使用され始めた第 1 世代から現在使用されている第 4 世代までで通信速度は約 10 万倍速くなっている。また、第 5 世代の速度が実現された場合は約 100 万倍の速度が実現することとなる。

4.1.2　SNS の普及と取り扱い

　先にも述べたように、モバイル端末を利用したコミュニケーション手段は従来の E メールから SNS・モバイルコミュニケーションアプリに移行してきている。総務省「通信利用動向調査」の結果では、SNS の利用は全体の 74.2％で利用されており、10 代から 40 代では 80％を超える。また、近年では高齢者による利用も増加しており、70 代では 54.1％、80 歳以上でも 33.9％が利用している結果となっている（**図 4.1-4**）。

　利用目的として従来の知人とのコミュニケーションをあげているのが約 9 割、情報探索をあげているのが約 6 割となっている（**図 4.1-5**）。医療機関内でのコミュニケーションにも SNS が利用されるケースもあり、活用できるリテラシーを養うことは必要であるが、SNS の活用するうえでのメリット・デメリットも理解しなければならない。

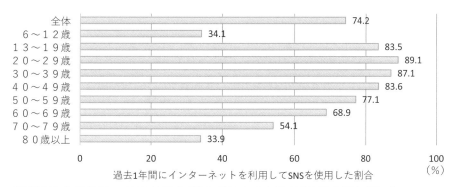

図4.1-4 **各世代別の SNS 使用率**（総務省「令和3年通信利用動向調査」調べ）

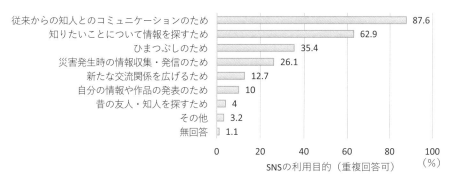

図4.1-5 **SNS の利用目的**（総務省「令和3年通信利用動向調査」調べ）

（1）SNS の歴史

　日本における SNS の始まりはコンピュータを利用して他者とやりとりを行う会員制掲示板から始まった（**表4.1-2**）。その後携帯電話の普及および通信の使い放題サービスが始まった影響もあり、2000 年代中頃より現在の SNS と同様の形である各種サービスが開始されている。

　2011 年にはモバイルコミュニケーションアプリの LINE のサービスが開始され、これまでコミュニケーションツールとして使用されていた E メールに取って代わった。同時期には写真を共有する Instagram のサービスも開始されている。

表4.1-2 **SNS サービスの開始年**

年代	OS・モバイル端末の変化
1990 年代	1990 年代中盤　会員制掲示板の開始 1999 年　匿名掲示板サービス開始
2000 年代	2004 年　mixi の開始 2008 年　X（旧 Twitter）、Facebook 日本語版リリース
2010 年代	2011 年　LINE、Instagram、TikTok サービス開始
2020 年代	2020 年　Clubhouse サービス開始

（2）SNS 利用のメリット

　SNS 活用のメリットとして①コミュニケーション、②情報発信、③情報収集、④交流の輪の拡大、の4点がこれまでよりも容易となることがあげられる。

① コミュニケーション

　モバイルコミュニケ―ションアプリの活用により、これまで用いられていた E メールのような
メッセージを送るほか、画像や動画の送受信、スタンプの送受信が容易に行えるようになった。
また、メッセージにおいても相手がそのメッセージを開封したかどうかも容易に確認することが
できるようになっている。これまでこの機能は E メールの開封確認という機能でも用いられて
いたが、より確認が容易な仕様となっている。通話機能においても、これまでは電話回線を用い
た音声通話が主であったが、インターネット回線を用いた音声通話・ビデオ通話も行え、通話料
が発生しない通信を行うことができるようになった。

　コミュニケーションの面では、モバイルコミュニケーションアプリのほか、Instagram や X（旧
Twitter）といったサービスにもダイレクトメッセージ（DM）機能が付随しており、アプリの利用
者間でのコミュニケーションも簡単にとることができる。

② 情報発信

　自身の行動や業績を、SNS を通して容易に発信することが可能となった。これまで自身の業
績や行動を発信するためには Web サイト構築に関する知識が必要であったり、出版の手間や費
用が必要であったが、アプリケーションの普及により特別な知識がなくても容易に発信ができる
ようになった。情報発信を行うことで、自身の価値を高めたり、仕事の幅を広げたりすることに
も寄与できる。新たなネットワークの構築も可能となる。フォロワーが多く、自身の行動により
周囲に影響を及ぼすことができる人物をインフルエンサーと称することもある。また、情報発信
は個人での発信だけでなく、広報活動の一環として医療機関や企業、部署ごとで公式アカウント
の開設も広く積極的に行われるようになってきている。

　情報発信は自身の行動や業績
をアピールするだけでなく、災
害等の身近な情報を発信する
のにも寄与している（**図 4.1-
6**）。これまでも災害等に関する
情報はいち早く入手したいもの
であったが、ニュースや新聞に
取り上げられるまでタイムラグ
が生じていた。しかしながら、
SNS の発展により一般の方も
身の回りの状況を発信可能とな

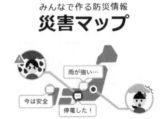

災害マップについて

図 4.1-6 災害マップ（出典：https://notice.yahoo.co.jp/emg/
sokuho/service/userreportmap.html）

り、迅速に災害の状況を届けることができるようになった。またこれらの情報は災害マップの作
成にも活かされるようになってきている。

③ 情報収集

　SNS では各個人が最新の情報をリアルタイムで発信することができるため、受け手側も素早
く情報をキャッチできるようになった。また、各種 SNS で自らの趣向にあった相手をフォロー
することにより、その分野の情報がより多く入手できるようになった。

④ 交流関係の拡大

　これまで外の人とのつながりは対面での交流から発展するケースが多かったが、SNS の普及により相手の顔を知らなくてもサービス上で容易に他者とつながることが可能となった。物理的距離の障壁が取り払われ、インターネットがつながっている地域であれば全世界の人と交流ができる。趣味の世界での交流ももちろんではあるが、業務面においても面識の無い研究者や看護師と意見交換を行うことも容易にできる。

(3) SNS 利用のデメリット・注意点

　SNS 利用におけるメリットを上記であげたが、デメリットや注意しなければならない点もいくつか存在する。SNS を安全に利用するために、下記の点について意識しながらの利用が不可欠である。

① 身バレ（本人の特定）

　SNS には実名を基本とする Facebook、匿名での利用が多い Instagram、X（旧 Twitter）、TikTok 等があるが、匿名での利用であっても投稿内容によっては本人が特定され、ストーカーなどの事件に発展するケースも報告されている。

　また、本人を特定することが可能な情報を公開していた際に、旅行などで不在にすることを加えて投稿していた場合は、不在中を狙った空き巣の侵入にあう危険性も増す。

　実名や顔を出して活動することで得られるメリットもあるが、本人が特定され、余計なリスクを背負わないためにも次のような投稿には注意をしよう。

例 身バレ 1 ）学校に関する投稿

「入学式！」	→入学式の日と場所から学校を特定することも可能
「今日から病院実習！」	→実習がある学科に通っていると判断可能
「国家試験勉強大変...」	→国家試験がある職種を目指していると判断可能
「○○学校に入学予定の人友達になりましょう（入学前）」	
	→○○学校に入学する新入生だと特定可能
「○○先生の講義面倒くさい...」	→教員の名前から学校を特定することも可能
「学校終わったなう（駅から）」	→学校の最寄り駅の情報から学校を特定することも可能

例 身バレ 2 ）自宅に関する投稿

「（最寄り駅から）電車止まっている...」
　→公共交通機関の運休情報や駅の情報から最寄り駅を特定することも可能
「（自宅の窓から）台風や雪がひどい！」
　→自宅の窓から見える景色や高さから自宅を特定することも可能

例 　身バレ３）写真・動画に関する投稿

- ・制服やユニフォーム姿の写真を投稿
  →学校やバイト先といった所属先を特定される可能性あり
- ・顔出しを行っている投稿
  →瞳に映る景色(建物や看板等)の情報から、様々なものを特定されるリスクが高くなる

「花火きれい！（動画で）」
  →当日の天候、打ち上げから音が聞こえてくるまでの時間、方角から撮影場所を特定することも可能

② 炎上（不適切投稿）

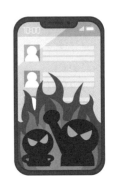

　近年、トラブルに発展するケースが多くなってきているのが SNS における炎上である。一時の目立ちたい、他者から承認を得たいという欲求のもと、過激な行動に走り、それを SNS 上にアップすることにより、多くの人の目に留まり炎上するケースが後を絶たない。

　炎上事例の多くは、投稿内容や顔写真から本人が特定されることも多く、本人の意思とは関係の無いところでネット上に個人情報がさらされてしまうこともある。また、炎上の内容によっては勤務先や問題を起こした店舗から損害賠償請求をされたり、刑事事件に発展したりと金銭的にも社会的にも大きすぎる代償を払うこともある。起こした内容によっては学校の退学につながることもあるとともに、今後の就職や各種契約、婚姻等にも影響を及ぼす可能性も高い。

例 　炎上したケース

- ・バイトテロ
- ・危険運転
- ・回転ずし等の飲食店での不適切投稿

- ・他者への暴言・不適切行動
- ・You Tube の不適切な企画
- ・診療、手術中の写真投稿

③ 中傷

　他者への誹謗中傷を目的とした投稿はもちろんのこと、他者の投稿に対する誹謗中傷コメントや誹謗中傷を目的とした投稿に対する共有行動、リツイート、イイねも相手を中傷する行動として捉えられるため、安易な気持ちで行ってはならない。

　これらの行動は投稿時の IP アドレスから投稿者を特定することも可能であり、プロバイダ責任制限法における発信者情報開示請求権によって特定された本人が相手方から訴えられることもある。

④ 誤った情報の拡散

　SNS 上の投稿には正しい情報と誤った情報が混在している。エビデンスに基づかない誤った情報を投稿することはあってはならないが、誤った情報を正義感からリツイートなどで共有する

こともあってはならない。これらの行動を行った結果、他者の名誉を棄損し、訴訟に発展するケースも近年増加している。

⑤ 他者の顔が映りこんだ画像の掲載

　SNS での顔出しを好まないものも少なからずいるため、自分以外が映っている写真をアップする際には必ず本人の承諾を得ることがマナーでもある。また、大勢の人が集まる観光地、駅、商業施設等の風景をアップする際にも第三者が映りこんでいる場合はぼかし処理を加えるなど、配慮することが求められる。その場にいることを知られたくない者も存在することを理解しなければならない。

　また、悪意を持って第三者の写真を掲載することは絶対に行ってはならない。当該人物の名誉を棄損することにもつながり、訴えられる場合もある。さらにはその画像を掲載した本人の情報も特定・拡散され、社会的信用を大きく失うことにもつながる。

　SNS を利用するうえで、上記のことを自身で起こしたり巻き込まれたりしないような行動がもちろん必要ではあるが、これらを起こした場合に一番注意をしなければならないのが**デジタルタトゥー**の存在である。インターネットが広く普及した今日、ネット上に一度掲載された情報は様々なところで転載され、コントロールができなくなり、生涯その情報が残り続ける危険性がある。これをデジタルタトゥーと呼ぶ。炎上で身元が特定された場合は、氏名・学校名・出身校や交友関係の情報がデジタルタトゥーとして残り続ける。罪を犯して刑期を終えた場合でも、逮捕情報は生涯消し去ることができない可能性が高い。

Column　自分だけがきれいに映っている写真

　複数人で写真を撮る際、全員が満足する表情ができていればベストであるが、映すタイミングによっては目を瞑っていたり、半目になっていたりと本人が望む状態で撮影されていない場合もある。

　自分だけはきれいに映っていればいいという気持ちで、一緒に映っている友人が半目の状態の写真をアップした場合、友人とのトラブルに発展する場合もある。

　このような無用な争いを生み出さないためにも、映っている全員が許容しない写真の掲載は控えるようにしよう。なお、半目で映っている友人を面白可笑しく表現した場合、最悪の場合名誉棄損で訴えられてしまうことも頭に入れておいてほしい。

4.2　モバイル機器の使用とマナー

　モバイル機器が普及してきた昨今、活用の幅が広がっているが、トラブルに発展させないためにも各機器の取り扱いには細心の注意を払う必要がある。なお、様々な規則として定められているルールと他者に迷惑をかけないためのマナーが存在しているため、それを混同しないよう注意願いたい。

4.2.1　使用場面

　携帯電話・スマートフォンの使用ルールおよびマナーについては時代によって変遷してきている。公共交通機関における使用ルールおよびマナーであるが、携帯電話が普及し始めた 2003 年頃より心臓ペースメーカーなどの医療機器に影響を与えるおそれがあるとして、「優先席付近では電源をオフにし、それ以外の場所ではマナーモードに設定し通話はお控えください」というアナウンスが各社で行われていた。その後、総務省の「各種電波利用機器の電波が植込み型医療機器等へ及ぼす影響を防止するための指針」に従い、2013 年「優先席付近では混雑時のみ電源をオフにし、それ以外の場所ではマナーモードにし通話はお控えください」に変更（**図 4.2-1**）され、植込み型端末との距離も 22 センチ以上から 15 センチへ緩和された。これは携帯電話・スマートフォンから発する電波強度が弱くなったことにより、植込み型医療機器への影響の可能性が低くなったことが起因している。

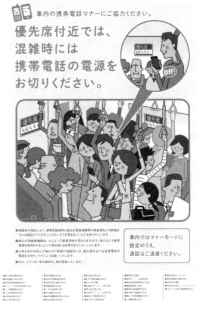

図 4.2-1　優先席付近での携帯電話使用マナー（出典：https://www.jreast.co.jp/press/2015/20150916.pdf）

（1）様々な場所での電子機器類の使用制限

　使用について現在も厳しく規定されているのが航空機内での使用ルール（**図 4.2-2**）である。航空法および航空法施行規則第 164 条 16 で定められており、違反した場合は 50 万円以下の罰金が科されることがある。2021 年 3 月以降、これまでとはルールが変更となり「通信用の電波を発する機器はドアが閉まった時から着陸後の滑走が終了するまで使用することはできない」となっているが「機内モードなど作動時に通信用の電波を発しない状態の機器は常時使用することが可能」と電波を発しない状態での使用が許容されている。なお、2014 年 9 月以前は、離着陸時は全ての電子機器の電源を切らなければならず、携帯電話等の電波を発する機器はドアクローズからドアオープンまで作動させることが禁止されていた。

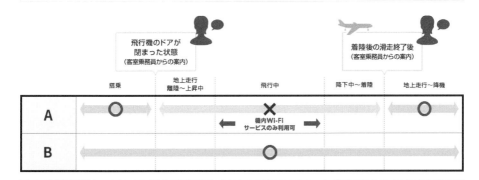

電子機器類の使用に関するご注意

JALグループは、2021年3月1日からの航空法に定める「安全阻害行為等」に関する大臣告示の改正にともない、国の定める航空機の電波耐性確認要領に従い航空機の安全に影響のないことを確認のうえ、機内での電子機器の使用を次のとおり変更いたしました。
使用が制限される電子機器は、飛行機のドアが閉まり、客室乗務員からの案内がありましたら、機内モードなどの電波を発しない状態とするか、電源をお切りください。違反した場合には、50万円以下の罰金が科せられることがあります。（航空法施行規則第164条16）

A：作動時に通信用の電波を発する状態にある以下のものは出発時、「ドアが閉まった時」から「着陸後の滑走が終了」するまでの間はご使用いただけません。（出力100ミリワット以下のものを除く）

図4.2-2 飛行機の場合の電子機器類使用制限例（JAL グループの場合）
（出典：https://www.jal.co.jp/jp/ja/dom/baggage/electronics/）

　医療機関内における使用に関しては、2014 年に取りまとめられた「医療機関における携帯電話等の使用に関する指針」において、スマートフォンやタブレット端末の使用が許容されることが明記された。なお、電波の影響が懸念される医用電気機器からは 1 メートル程度離すことが目安として定められている。

　院内でのスマートフォン等の使用は電波の状況から許容されるようになったが、多くの入院患者がいる中で、プライバシーの配慮やマナーの点からエリアごとでの使用ルールの設定が必要となる。通話可能エリアと使用時間の設定、逆に診療エリアでは使用制限などがあげられる。

　その他、映画館・美術館、図書館などでは静音を保つとともに、画面のライトも周囲の迷惑となるため電源を切り、操作をしないなどの対応も必要である。また、周囲に人がいる中で通話すれば、会話内容が周りに筒抜けになるので、業務に関する内容等を話す際には周囲の環境にも注意する。また、街の中での歩きスマホは歩行者や車にぶつかる危険性もあるため厳禁であり、医療者として自らが患者になるような行動は控えなければならない。

（2）電源の使用

　近年、ファストフード店やカフェで電源設備が各卓に設置されているケースが増えている。これらは顧客の利便性向上のために店舗側が提供しているものであり、普通に使用する分には問題なく使えると考えて差し支えない。一方で、顧客向けではなく、店舗業務のために壁に設置されている電源設備を許可なく勝手に使用した場合、刑法第 235 条窃盗罪に問われ、10 年以下の懲役または 50 万円以下の罰金に処せられる可能性がある。

░ **（3）モバイルカメラの使用**

スマートフォン等についているモバイルカメラの画質や機能の向上により、より気軽に写真撮影を楽しむことができるようになった。一方で、気軽に使えるようになった反面、デジタル万引きの問題も出てきている。デジタル万引きは書店等で書籍の内容を写真に収めて窃取することを指す。その行為自体は窃盗罪には該当しないが、購入せずに内容を窃取することは当然推奨されない。また、撮影した内容を SNS 等で拡散した場合、著作権の私的複製の範囲を超え、刑事罰に問われたり、民事訴訟で損害賠償請求をされたりする可能性もある。著作権については次節 **4.3** で詳述する。

また、講義を撮影する場合は担当講師から最初に許可を取ることが後のトラブルに発展しないためにも必要である。撮影時は講義や他の受講生の邪魔をしないように、シャッター音を消すなどの配慮も必要である。なお、講義自体も後述する著作物に該当する著作物であるため、私的利用を超えて SNS や YouTube に無断でアップロードしてはならない。

4.2.2　モバイル機器の管理

モバイル機器には様々な情報が保存されている。そのため、紛失や盗難によって情報を失うとともに、その情報が悪意のある第三者によって不正に利用されることにもつながりかねない。正しい管理とともに、万が一の紛失に備えた対策が求められる。

░ **（1）ノート型 PC**

ノート型 PC の持ち出しによる紛失・盗難事例は後を絶たない。車内への放置による車上荒らし被害、電車内の棚への置き忘れ、公共の場所での使用後の置き忘れ、飲酒時に携帯していたことによる紛失等様々な場面に盗難・紛失リスク（**表 4.2-1**）がある。ノート型 PC の性質上、持ち運びを制限してしまうとその利便性が失われてしまうため、紛失・盗難時のリスクの意識づけと対策が重要となる。

紛失時・盗難時の対策としてあげられるのが **3.2.2** でも記述した ATA パスワードロックである。OS のパスワードロックだけでは HDD/SSD 内のデータへのアクセスを遮断することができないため、紛失・盗難時に HDD/SSD 内のデータを流出させる危険性が高くなる。そのため、ログイン時にひと手間かかるが、ATA パスワードロックを用いて HDD/SSD へのアクセスを制限しておくことで紛失・盗難時にデータ流出のリスクを低減させることが可能となる。

表 4.2-1 ノート型 PC の紛失事例

紛失事例	含まれていた情報
医療法人（2021 年）	約 2,000 名の患者情報が入ったノート型 PC を紛失
公立大学（2017 年）	学生情報が入ったノート型 PC を空港にて紛失
国立大学病院（2016 年）	約 3,000 名分の患者情報が入ったノート型 PC を紛失

(2) USB メモリ

　ノート型 PC 同様に、紛失・盗難の事例が多いのが USB メモリである（**表 4.2-2**）。ノート型 PC と比較して本体サイズが小さいため、より紛失リスクが高い補助記憶媒体である。そのため、持ち運びの際にはペンケースやカバンにそのまま入れず、専用のケース等を用意すると荷物の中でもより目立つ存在となり紛失のリスクを低下させることができる。また、ストラップやキーホルダーなどをつけることによっても目立つ存在にすることができる。

　技術的な面の対策としては USB メモリの暗号化があげられる。Windows では「BitLocker To Go」、macOS では「Finder」を利用してデータの暗号化が可能であり、パスワードが見破られない限り中のデータを識別させる可能性は低い。なお、Windows の Home エディションには当該機能が付随していないので注意願いたい。その場合は、暗号化機能が付いた USB メモリを利用することでデータを暗号化した状態で可搬できる。認証方法にはパスワード認証のほか、物理ボタンが付いた PIN 認証方式、指紋認識センサーが付いた指紋認証方式などの USB メモリが流通している。

表 4.2-2 USB メモリの紛失事例

紛失事例	含まれていた情報
大阪府自治体(2022 年)	約 46 万人の住民情報が入った USB メモリを一時紛失
私立大学病院(2022 年)	約 1,900 人の患者情報が入った USB メモリを紛失
医療法人(2022 年)	約 1,400 人の患者情報が入った USB メモリを看護師が紛失

　教育機関の実習施設において、USB メモリの使用後、抜き忘れによる紛失も多々発生している。使用後は抜き忘れがないことを必ず確認する癖をつけてもらいたい。また、施設によっては抜き忘れを防止するソフトウェアが導入されている場合もあり、USB メモリを挿したままでは、シャットダウンができないような仕様になっていることもある。

Column　**USB の中は常にきれいにすることを心がけよう**

　USB メモリに大量のデータを入れて持ち運んだ場合、USB メモリの紛失によってすべてを失うこととなる。そのような状況を防ぐため、持ち運びを行うということは常に紛失のリスクを抱えていることを頭に入れ、極力 USB メモリには重要なデータは入れないことが重要である。USB メモリに入れるデータは必要最小限なものにとどめてほしい。

　また、もう 1 点の注意点として、プレゼンテーション発表時に自身の USB メモリからファイルを開くこととなるが、スクリーンやモニタに USB メモリの中の状況が投影されてしまうことも珍しくない。映っても困らないきれいな状態の維持についても意識してもらいたい。

（3）スマートフォン

スマートフォンに備えて、パスワードロックは欠かすことができない。顔認証、指紋認証、コード認証、パターン認証などが主に採用されているが、生体認証以外においては他者が推測しやすいものは避けるべきである。

紛失・盗難の際のリスクは年々低くはなっているものの、SIMカードの悪用により銀行口座にアクセスされる事例も報告されているため、クラウド上での口座情報やパスワードの扱いには注意をしなければならない。

紛失・盗難の際には①スマートフォンを探す機能の使用②通信会社に連絡③紛失モードへの切り替え④スマートフォンの消去⑤登録済みのおサイフケータイ、電子マネーのサービス停止の連絡の5つの対応（**図 4.2-3**）を欠かさずに行ってほしい。

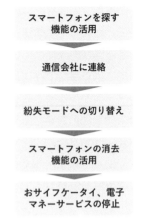

図 4.2-3 紛失した場合の手順

① スマートフォンを探す

GPS 機能が入っていること、電波を拾っていることが条件となるが、スマートフォンの現在位置を探すことが可能である。盗難の際には犯人と接触する危険性もあるので、行動には細心の注意が必要となる。

② 通信会社に連絡

ロック機能が働いている場合、通信や通話をされる可能性は低いが、万が一ロックが解除された場合は不正に通信・通話がなされ、莫大な請求を負うおそれがある。そのため、紛失・盗難に気が付いた段階で通信会社に連絡を入れ、通話・通信機能の停止を行えば被害を最小限に抑えることにもつながる。

③ 紛失モードへの切り替え

紛失モードに切り替えることで、スマートフォンをロックすることができる。また、スマートフォン本体に紛失中である旨と連絡方法をメッセージとして表示することが可能となる。

④ スマートフォンの消去

スマートフォンの捜索、紛失モードへの切り替えを経ても発見されない場合、遠隔操作にてデバイスのデータおよび設定を全て消去することが可能である。インターネットに接続している場合はすぐに消去を始めることができ、インターネットに接続されていない状況の場合は次回接続時に消去が開始される。なお、スマートフォンを探す機能が ON になっていない場合、この消去の機能を実行することができない。

⑤ おサイフケータイ、電子マネーサービス停止

ロックが解除されていない状態でも、スマートフォンに登録されているお財布ケータイ機能や電子マネーサービスが利用できてしまう場合もある。サービスを停止していない場合、不正に使用されてしまう危険性も高まるため、これらのサービスを利用している場合は、紛失・盗難時にはサービス提供事業者にサービス停止依頼の連絡を行わなければならない。また、このような場合に備えて自身がどのようなサービスを使用しているのかを把握しておくことが必要である。

4.3 著作権・商標権、課題作成における注意すべき事項

様々な情報を利用できるようになった一方で、その情報が持つ権利についても理解しながら活用しなければならなくなってきている。権利を侵害して罪に問われたり権利者より損害賠償請求がされたりする場合もあり、知らなかったでは済まされない。正しい理解のもとで、情報を活用できるスキルを身に付けなければならない。

創作活動によって創作された様々なものに対し、創作した人の権利を保護し、他人に使用されないようにする権利を総称して知的財産権と呼ぶ。知的財産権には著作物を保護する著作権、発明したものを保護する特許権、デザインを保護する意匠権、商品やサービスの文字やマークを保護する商標権等がある。

4.3.1 著作権

（1）著作権の定義

創作された著作物に対し、他者に模倣されない、本人の許諾なく流通させないよう保護するための権利が著作権として定義されている。なお、著作権の範囲は文芸、学術、美術または本学の範囲に属するものとしても定義されている。著作物はあくまでも著作者の思想や感情を表現したものであるため、「東京スカイツリーの高さ：634 m」などの表現はただのデータであり、他者の創作物を模倣したもの、表現がまだなされていないアイデアは著作物として扱わない。事実を伝達しただけの時事の報道の内容も著作物には該当しない。また、工業製品においては特許権で保護されるものであり、著作物としては扱わない。

著作権を示すために「© (C マーク)」（**図4.3-1**）を用いることもあるが、表示義務があるものではない。

> 著作物の例：
> - 小説、脚本、論文、講演その他の言語の著作物
> - 音楽の著作物
> - 舞踏または無言劇の著作物
> - 絵画、版画、彫刻その他の美術の著作物
> - 建築の著作物
> - 地図または学術的な性質を有する図面、図表、模型その他の図形の著作物
> - 映画の著作物
> - 写真の著作物
> - プログラムの著作物
>
>
>
> 図4.3-1 著作権マーク（コピーライトマーク）

（2）著作権に含まれる各種権利

著作権を有する著作者は、著作物を複製する権利を専有する複製権、上演または演奏する権利を専有する上演権・演奏権、公に上映する権利を専有する上映権、公衆送信する権利を専有する公衆送信権、公に口述する権利を専有する口述権、公に展示する権利を専有する展示権等さまざまな権利のもと、創作したものが保護される。

（3）著作権の保護期間

著作権には保護期間が設定されている。著作物が創作された時から保護が開始され、著作者の死後 70 年間権利が保護される。また、作者が不明な著作物、団体名義の著作物、映画の著作物においては公表後 70 年間が保護期間となっている。

（4）著作権が侵害された場合の対応

著作権を侵害した場合、刑事事件としての罰則が科されるとともに、民事事件として損害賠償請求を負うこととなる。

刑事事件としての罰則は著作権法第 119 条第 2 項ほかで定められており、個人の場合は 10 年以下の懲役または 1,000 万円以下の罰金あるいはその両方、法人の場合は 3 億円以下の罰金が科される。なお、著作権法における罰則には親告罪に該当するものと非親告罪に該当するものがある。親告罪とは原則権利者が告訴しなければ罪として認められないものであり、非親告罪は権利者からの告訴がなくとも警察等の判断で立件可能な罪である。なお、親告罪に該当する著作権侵害を犯していた場合でも、権利者が黙認していたりその侵害に気が付かなかったりした場合は事件として成立しない。

著作者が不明の場合でも、無断で使用することはできないので注意が必要となる。著作者が不明の場合は、権利者の許諾を得る代わりに文化庁長官の裁定を経て著作物を利用できる裁定制度があるため、この制度を利用することが求められる。

（5）権利侵害の具体例

① キャラクターグッズ、アイドルグッズの複製、販売

ゲームやアニメに登場するキャラクターグッズ、アイドルのグッズを権利者の許可なく複製・販売またはキャラクターデザインを使用した製品を製作・販売した場合、著作権法違反の罪に

表4.3-1　著作権侵害事例の代表例

代表例	侵害事例	備考（対応する法律）
①キャラクターやアイドルグッズの複製、販売	A：ゲーム・アニメ等のキャラクターグッズを無許可で複製（or 製作）し販売 B：アイドルのグッズを無許可で複製（or 製作）し販売	A：創作物が対象となるので著作権法違反 B：グッズの複製は著作権法違反。また写真使用は、パブリシティ権の侵害のおそれあり
②書籍の複製を販売	無許可複製・販売	著作権法違反
③著作物のアップロード（UL）	漫画・アニメ・映画等を無許可でアップロード	著作権法違反
④違法ダウンロード（DL）	③の違法なデータをダウンロード	・2012 年　映画・音楽・アニメの違法ダウンロードに罰則 ・2021 年　すべての著作物で違法ダウンロードに罰則
⑤映画の盗撮	映画を無許可でアップロード	2007 年　映画の盗撮の防止に関する法律

問われることとなる。なお、アイドル等の写真を利用した製品を作成した場合は著作権侵害には該当しないもののプライバシー権やパブリシティ権を侵害したとして訴訟に発展する危険性が高い。

　ネットショッピング、ネットオークション、フリマアプリの普及に伴い、個人間売買が促進されるようになった一方で、利用者の意識の低下により権利を侵害した出品も増加している。

② 書籍の複製を販売

　権利者の許可なく、著作物である書籍等を複製し、個人の使用範囲を超えて販売した場合は著作権法違反となる。

③ 著作物のアップロード

　漫画やアニメ、映画などの著作物を権利者の許可なくアップロードした場合、著作権法違反となる。漫画を違法にアップロードしていた管理者が逮捕された例では、被告に対し懲役3年の実刑および罰金1,000万円、追徴金6,257万円の判決が確定している。

　一般社団法人ADJ調べによると、漫画の違法アップロードを行っているサイトによる被害額は、2021年の1年間で1兆円を超えるとされている。

　また、近年では公開された映画の映像を権利者の許可なく無断で使用し、10分程度の短時間でまとめ、動画共有サイトにアップロードするいわゆるファスト映画の違法アップロードの摘発事例も見られる。

　YouTube等の動画共有サイトへのアップロードも権利侵害となる。現在はサイトのパトロール機能により、権利侵害とみなされるコンテンツの公開は自動的に停止されるとともに、複数回同様の行為が確認された場合はアカウントの停止などの措置が行われている。

④ 違法ダウンロード

　著作物の違法アップロードだけではなく、2012年に映画・音楽・アニメの違法ダウンロードに対する罰則が新設された。違法アップロードだと知りながらダウンロードした場合2年以下の懲役もしくは200万円以下の罰金が科される。2021年には対象が拡大され、すべての著作物の違法ダウンロードが罰則の対象となっている。

⑤ 映画の盗撮

　著作物の中で、映画のみ別に罰則が規定されている。2007年に映画の盗撮の防止に関する法律が制定され、10年以下の懲役、または1,000万円以下の罰金またはこれらの両方が科される。「NO MORE 映画泥棒」として劇場内で啓発がなされているものである。

＜その他の侵害例＞

① 営利を目的とした公衆向けダビング機の設置（第119条第2項第2号）

　営利を目的として音楽CDやDVD/BDの映像コンテンツを複製できる機器を設置し、使用できる状態に置いた場合、5年以下の懲役または500万円以下の罰金もしくはその両方が科される。

② リーチサイト/リーチアプリを作成し、違法コンテンツへのアクセスを促す（第119条第2項第4号・第5号）

　著作権を侵害する違法コンテンツをアップロードすることはもちろん違法であるが、違法コン

テンツの流通情報を集約し、違法コンテンツへのアクセスを誘導するリーチサイト/リーチアプリ（**図 4.3-2**）も 2020 年の著作権法の改正によって規制の対象となった。

③ プログラムの違法複製物をコンピュータにおいて使用する（第 119 条第 2 項第 6 号）

海賊版のソフトウェアを使用した場合も著作権侵害に該当する。2022 年には、

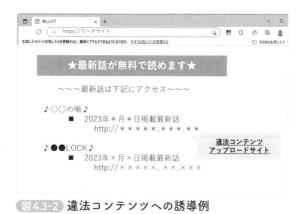

図 4.3-2 違法コンテンツへの誘導例

研究所に勤務する職員が海賊版ソフトウェアを研究に用いていたことが判明し、研究所が正規品を製造・販売する企業に対し和解金約 8,000 万円を支払う事例も判明している。

（6）権利者の許諾を得ずに著作物を利用できるケース

著作権法では一定のケースにおいて、権利者の許諾を得ずに著作物を利用することができる。

① 私的使用のための複製

テレビ番組、書籍、インターネットに掲載されている情報を私的使用のために複製したり印刷・複写したりすることは著作権の例外として認められている行為の 1 つである。なお、家庭内などの限られた範囲での使用が認められており、業務等で使用する場合はその限りではない。

② 図書館等での複製

国立国会図書館、公立図書館、大学・学校図書館、美術館、学物館で所蔵されている資料を複製する場合も、営利を目的としない場合に限り行うことができる。

③ 引用

すでに公表されている他者の著作物を用いて、報道・研究・批評等を目的に引用することは例外として認められている。なお、引用を行う場合には引用部分がカギ括弧などで明確となっていること、自身の意見と引用部分が区別されていること、引用部分の分量が適切であること、出所の明示をすること等に注意しなければならない。なお、レポート作成等における具体的な引用方法については **4.3.3** にて詳述する。

④ 学校その他の教育機関における複製等

教育機関において、教員や生徒が授業で使用する場合も例外的に認められている。なお、授業のために例外的に認められるため、授業の範囲を超えて使用をすることはできない。

また、他者が作成した著作物を生徒の端末に送信したり、サーバー上にアップし生徒が閲覧できるようにしたりすることについては、文化庁長官が指定した指定管理団体（SARTRAS）に補償金を支払うことで、個別の承諾を得ずに使用が可能となる。

Column **著作権フリーの画像の使用は？**

　インターネット上に著作権フリーとして掲載されている画像やイラストがあるが、この場合においても使用規定を確認のうえ利用する必要がある。商用目的ではない場合は自由に利用することができるが、商用目的の場合は別途規定を定めていることも多い。商品にプリントして販売するなどの場合は、著作権フリーの対象とはならず別途使用料を支払わなければならないこともあるため規約の確認は必須である。

（7）電子透かしの活用

　著作物である画像や動画、音楽などの各種データに対し、電子透かしと呼ばれる情報を埋め込むことによって、オリジナルのものかそれともコピーされたものかどうかを判断する技術が用いられている。この電子透かしをデジタル・ウォーターマークとも呼ぶ。

　電子透かしには目で見てわかるような「知覚可能型」と呼ばれるものと、視覚的に判断ができないがデータの中に情報が埋め込まれている「知覚困難型」の2種類がある。「知覚可能型」は画像の上から作者の名前等を目に見える形で処理を施した

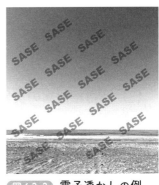

図4.3-3 電子透かしの例

ものであり、**図4.3-3**のようなものとなることが多い。一方で「知覚困難型」は検出ソフトを用いることで、画像に埋め込まれた作者情報を抽出することができる。

4.3.2 商標権

（1）商標権の定義

　事業者が取り扱う商品やサービスを他社の商品・サービスと区別するために用いる名称・マーク等を商標と呼び、この商標の権利を保護するものを商標権と呼ぶ。商標権は著作権と同様、知的財産権の1つとして定義されている。

　商標は文字、図形、記号等を組み合わせたもののほか、2015年からは時間の経過に伴って変化する「動き商標」、見る角度によって変化するホログラフィー等を用いた「ホログラム商標」、単色または複数の色の組み合わせからなる「色彩のみからなる商標」、聴覚で認識される音楽、音声、自然音からなる「音商標」、文字や図形等の標章を商品等に付す位置が特定される「位置商標」も追加されている。「色彩のみからなる商標」ではセブン－イレブン・ジャパン社がセブンオレンジ（C：0、M：60、Y：100、K：0）＋セブングリーン（C：100、M：0、Y：100、K：0）＋レッド（C：0、M：100、Y：100、K：0）の3色からなる商標を登録している（出願番号：商願2015-030037）。

　商標を出願する場合には、名称・マーク等の組み合わせのほか、第1類（化学品等）〜第45

類(ファッション情報の提供等)のどの区分に属する商品・サービスなのかを指定しなければならない。商標が認められた場合、出願の際に指定した区分において独占的使用権が認められることとなる。

　商標登録がなされたものには「Ⓡ(Rマーク)」(**図4.3-4**)をつけることで商標登録済みであることを示すことができる。なお、商標登録がなされていないものに対し「Ⓡ」を用いた場合は、商標法第74条による3年以下の懲役または300万円以下の罰金が科される可能性がある。

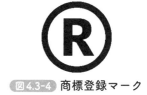

図4.3-4 商標登録マーク

(2) 商標権侵害の罰則

　故意に商標権を侵害した場合、商標法第78条にて10年以下の懲役もしくは1,000万円以下の罰金またはその両方が科されると定められている。また商標権侵害は非親告罪であり、権利者からの告訴が無くても起訴ができる。

(3) 商標権侵害の実例

　逮捕事例が多いのが偽ブランド品の製造・販売である。有名ブランドのロゴやデザインを模したバッグや財布等を製造・販売する事例が多々見られる。偽ブランド品を販売した場合は商標法違反の他、詐欺罪や不正競争防止法違反に問われる可能性もある。

4.3.3　課題作成時の注意点と引用文献の記載方法

　学生生活においてレポート等の課題作成を行う機会は多々あり、著作権についても意識しながら取り組まなければならない。他者が執筆したものを、出所を明かさずに自身のものとして使用した場合、剽窃(ひょうせつ)もしくは盗用となり、正式な課題として扱われずに単位認定が行われなかったり、すでに認定された単位が取り消されたり進級・卒業に影響を及ぼすこととなる。また、学内だけではなく、外部に公表される卒業論文、修士論文、博士論文や学術雑誌に掲載される論文において剽窃や盗用が認められた場合はその業績が取り消されるともに、組織として謝罪や当該学生の処分等の対応も求められることとなる。

　以上のような事態に発展させないためにも日頃から下記の点に留意しながら課題作成に取り組んでもらいたい。

(1) 引用方法

　引用を行う場合、他者の文章をそのまま引用する**直接引用**と、他者の文章を要約して記載する**間接引用**がある。直接引用および間接引用を行う場合、次のような記載とするのが一般的である。

① **本文中での直接引用時の記載方法**

- ●安田（1984）によると「…は……である」（p.8）
- ●「…は……である」と Jobs S は述べている（2022，p.8）
- ●○○を実施した先行研究（村上，1982）の結果から…
  ※「　」が引用部分
  ※複数ページにまたがる場合は（pp.xxx-xxx）と記載する。

②**本文中での間接引用時の記載方法**

- ●○○は…によって発症すると報告されている[2]
  ※文末の文献リストに 2）の詳細を記述する。
- ●○○看護方法の原則（丸山，1983，pp.22-33）を用いて…

（2）文献リストの記載方法

　レポートや論文作成の際に他者の文献を用いた場合、本文中の引用箇所に［1］や 1）、[1]（上付き）もしくは発行年月と著者名を記し、文末で文献リストを作成すると、どのような文献を用いたのかを明確に示すことができる。本書では看護学系の学術雑誌、日本看護科学会誌（公益社団法人日本看護科学学会）、日本看護研究学会雑誌（一般社団法人日本看護研究学会）、日本がん看護学会誌（一般社団法人日本がん看護学会）、日本看護学教育学会誌（一般社団法人日本看護学教育学会）の 4 つの学術雑誌における文献リスト作成方法を例に説明する。なお、講義等でのレポート作成の際に、記載要領が定められていない場合は下記を参考に記載願いたい。また、各講義で記載要領が定められている場合は、それに従っての記載ができるようになることが求められる。

＜参考文献リストの書き方＞

　参考文献リストを書く際、雑誌・書籍・電子書籍・Web サイトごとで、異なる記載ルールが定められている。本項ではそれぞれの媒体で必要になる情報の記載方法を把握してもらいたい。

① **雑誌（学術雑誌）**

執筆例：

- ●著者名全員（西暦発行年）．表題．雑誌名，巻（号），開始ページ-終了ページ．

　看護一郎，看護二郎，看護三郎（2002）．○○における看護教育の可能性について．日本看護学教育学会誌，88（88），12-20．

　Kango, I., Kango, J., Kango, S. (2002). Possibility of nursing education in ○○, Journal of Japan Academy of Nursing Education, 88, 12-20.

- ●著者名．論文名．雑誌名．巻（号），頁-頁（出版年）．　※共著者は 3 名まで記載

　看護一郎，看護二郎，看護三郎 他．○○における看護教育の可能性について．日本がん看護学会誌．88（88），12-20（2002）．

　Kango I, Kango J, Kango S, et al. Possibility of nursing education in ○○. Journal of Japanese Society of Cancer Nursing. 88 (88), 12-20 (2002).

② **書籍（単行本）**

書籍を参考文献として用いる際、出版国名や出版都市名の記載を求められることが多い。
執筆例：

● 著者名（発行年次）：書名（版数），出版社名，発行地

看護一郎（2002）：○○看護理論の醸成（第 2 版），××出版，大阪．

● 著者名（西暦発行年）．書籍名．引用箇所の開始ページ–終了ページ，出版地：出版社名．

看護一郎（2002）．○○看護理論の醸成．100-120，大阪．××出版．

③ **Web サイト**

Web サイトを参考文献として用いる際には、必ず最終アクセス日を明記することを心掛けたい。これは
他の書籍と違い、Web ページ自体がなくなったり、内容が書き換えられたりするおそれが高いためである。
執筆例：

● サイト名：タイトル，Retrieved from：http://・・・・．（検索日：20 ○○年○月○○日）

CiNii：患者情報の○○，Retrieved from：https://cir.nii.ac.jp/crid/9999．（検索日：2023 年 6 月 1 日）

● 掲載者（掲載年（不明の場合は n.d.））．Web ページのタイトル．（アクセスした日付，URL）

厚生労働省（2022）．令和 4 年版厚生労働白書．（2023 年 2 月 22 日 https://www.mhlw.go.jp/wp/hakusyo/
kousei/21/dl/zentai.pdf）

（3）図、表の本文中での記載例

引用時や文献リストの記載方法と同様に、レポートや論文中で図表を用いる場合にタイトルの
書き方が定められていることが多い。表は表の上部に、「表 1，表 2…」のように通し番号を振
りその後に表の内容を表すタイトル（**表 4.3-2**）を記載する。

図は表とは異なり、図の下部に「図 1，図 2…」と通し番号を振り、その図の内容を表すタイ
トルを記載する。なお、レポートや論文中ではグラフも図として扱う。

表および図をレポート中に掲載する場合、表および図を載せて終わりではなく本文中に図表の
説明を明確に行うことで、図表をより詳しく説明し理解を促すことができる。

＜記載例＞

表4.3-2 人口 10 万対看護師数　上位 5 県

都道府県名	人口 10 万対看護師数（人）
高知	1,623.4
鹿児島	1,476
佐賀	1,403.6
長崎	1,396.7
熊本	1,386.2

（厚生労働省「令和 2 年　衛生行政報告例（就業医療関係
者）」）

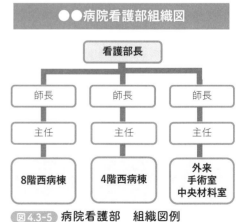

図4.3-5 病院看護部　組織図例

4.4　個人情報の取り扱い

　看護師として働く際、または看護学生として学ぶうえで患者の個人情報を数多く扱うこととなる。さらには、看護業務のほか、看護研究等でも患者情報を利用する機会もあり、適切な利用方法を理解することが不可欠である。医療機関における情報の取り扱いにおいては2003年に施行された**個人情報の保護に関する法律**（通称：個人情報保護法）が中心的な役割を担っており、その他、2018年に施行された医療情報の第三者提供等について定めた**医療分野の研究開発に資するための匿名加工医療情報に関する法律**（通称：次世代医療基盤法）を理解する必要がある。**第1章**でも述べたように、医療情報が電子化されることでデータの取り扱いが容易になった一方で、正規の手続きを踏まないデータの複製や譲渡による情報漏洩を防ぐ必要があるためである。

4.4.1　医療機関で取り扱う情報と利用方法

　医療機関では様々な種類の情報（**表4.4-1**）を扱うこととなる。文字としての情報のほか、画像情報や波形情報など情報の形態も様々である。これらの情報は個人情報として扱われ、その取り扱いは後述する個人情報保護法で定められている。また、収集した患者情報は収集時の目的に沿って利用するか、もしくは別な形で利用するかで取り扱い方法や患者からの同意取得の方法が異なる。

表4.4-1　医療機関で取り扱う情報の一例

情報の種類	内容
患者基本情報	患者姓名、生年月日、年齢、住所、保険情報、緊急連絡先、キーパーソン、身長、体重、患者信条　等
症候的情報	主観的情報(主訴、自覚症状)、客観的情報(身体所見、医師による観測)
生体情報	機能的情報（遺伝子ゲノム、生化学検査の結果、心電波形）、形態的情報（X線画像、CT画像、MRI画像、内視鏡画像）、病因的情報(ウイルス、細菌、遺伝子多型)
価値判断情報	診断情報、治療情報、予後情報
その他	現病歴、家族歴、既往歴、生活歴(職業、習慣、嗜好物、喫煙、飲酒)、渡航歴、持参薬

（1）情報の一次利用

　収集した患者情報を、本来の収集目的のために利用することを一次利用と呼ぶ。患者情報は患者の診療を目的として収集しているため、診療目的で情報を利用する場合は一次利用とみなすことができる。また、診療を行う際には診療報酬の請求を行う必要があるため、診療報酬請求に患者情報を利用する場合も一次利用に分類される。そのほか、他院に患者を紹介する際に作成する診療情報提供書の作成・他院への送付に関しても一次利用に分類される。

　一次利用として患者情報を利用する場合、患者自身が自ら診療を望んで受診しているため、個人情報の取り扱いに関して同意を取得する必要はないと考えることができる。

（2）情報の二次利用

収集した患者情報を、本来の収集目的外で利用することを二次利用と呼ぶ。二次利用（**表 4.4-2**）として利用するためには患者の権利や利益を考慮しなければならないため、例外を除き患者から同意を得ることが原則となる。

二次利用として病院経営管理のための利用、社会的利用、医療政策の立案・検証への利用、医学研究への利用、医学教育への利用などがあげられる。

表4.4-2 情報の二次利用方法

二次利用の利用種別	具体例
病院経営管理への利用	経営指標作成、統計作成、安全管理指標作成
社会的利用	保健所への報告、警察への情報提供、司法への報告、感染症に関する報告、がん登録
医療政策の立案・検証への利用	国や自治体への情報提供
医学研究への利用	臨床研究への利用、新薬開発への利用
医学教育への利用	卒前教育・卒後教育への利用

4.4.2 個人情報保護法の概要

（1）制定の経緯

個人情報保護法は 2003 年 5 月に施行された個人情報の取り扱いに関して個人の権利や利益を守ることを目的とした法律である。個人情報を取り扱う事業者の義務や、個人情報保護委員会の設置等を定めている。個人情報取扱事業者に課される主な義務として下表（**表 4.4-3**）のものがあげられる。

表4.4-3 個人情報保護法の義務内容と条文番号

義務となる条文	内容
利用目的の特定（第17条）	個人情報の利用する目的をできる限り特定する必要がある。
利用目的による制限（第18条）	本人の同意なく、特定した範囲を超えて個人情報を取り扱ってはならない。
適正な取得（第20条）	偽りもしくはその他不正な手段により個人情報を取得してはならない。
取得に際しての利用目的の通知等（第21条）	個人情報を取得する際にはその目的を公表、もしくは公表していない場合は本人に速やかに通知しなくてはならない。
データ内容の正確性の確保等（第22条）	個人データを正確かつ最新の内容に保たなくてはならない。また、利用の必要性がなくなった個人データは遅滞なく消去することが求められる。
安全管理措置（第23条）	個人データの漏えい、滅失又は毀損の防止に必要かつ適切な措置を講じる必要がある。
漏えい等の報告（第26条）	漏えい等の事態が発生した場合は、個人情報保護委員会への届け出が必要である。
第三者提供の制限（第27条）	特例を除き、本人の同意を得ないで個人データを第三者に提供してはならない。
開示（第33条）	本人は、個人情報取扱事業者に対し、データの開示を請求することができる。
個人情報取扱事業者による苦情の処理（第40条）	苦情窓口を設置するなどし、苦情の適切かつ迅速な処理に努めなければならない。

　個人情報保護委員会は 2016 年に設置され、委員長および委員 8 名から構成されている組織である。個人情報保護に関する基本方針の策定・推進、監視・監督、国際協力、苦情あっせん、広報啓発業務を行っている。

　なお、個人情報保護法は 2017 年の改定時に 3 年ごとの見直しをする規定が新たに設けられている。

（2）個人情報取扱事業者

　従来の個人情報保護法では、従来個人情報の取り扱い件数が 5,000 件以上の事業者を個人情報取扱事業者とし個人情報保護法の対象事業者としていたが、2017 年の改正によって取り扱い件数は 5,000 件以下の事業者も対象に含まれることとなったため、個人情報を取り扱うすべての事業者は個人情報保護法を遵守しなければならない。

（3）個人情報取扱事業者に対する罰則

　個人情報取扱事業者が個人情報の不適切な取り扱いや不適切な第三者提供を行った場合、個人情報保護委員会からの報告徴収や立ち入り検査に応じなかった場合、虚偽の報告を行った場合は刑事罰が科される可能性がある。また、その行為を行った行為者に加え、法人等にも罰金が科される可能性がある。

4.4.3　個人情報保護法で規定されているデータ種別

　個人情報保護法では「個人情報」「個人識別符号」「要配慮個人情報」「匿名加工情報」「仮名加工情報」について定めており、それぞれの情報ごとに取り扱いの規定が異なる。以下ではそれぞれの定義について説明する。

（1）個人情報

　個人情報は生存する個人に関する情報であり、特定の個人の識別できるものを指す。氏名や生年月日、住所、顔写真が代表的なものとしてあげられるが、他の情報との照合により個人を識別可能なものも個人情報として扱う。

> **例** **医療機関における個人情報の例**
>
> 診療録、処方せん、手術記録、助産録、看護記録、検査所見記録、エックス線写真、紹介状、退院した患者に係る入院期間中の診療経過の要約、調剤録 等

　メールアドレスにおいては、ユーザ名およびドメイン名から個人を特定可能な場合はメールアドレス単体で個人情報となる。

abcde@gmail.com　⇒　個人を特定できないため個人情報には該当しない。

kango.hanako@tokyo-hospital.co.jp

　⇒　トウキョウ病院のカンゴハナコと推測されるため、個人情報に該当する。

　2017 年の個人情報改正により個人情報の定義が細分化され、「個人識別符号」「要配慮個人情報」「匿名加工情報」の定義が追加された。また、2022 年の改正で「仮名加工情報」の定義が追加されている。

∷（2）個人識別符号

　番号・記号・符号などから個人を特定可能なものを「個人識別符号」と呼び、番号・記号のほか、身体の特徴をデジタルデータとして変換したものも含まれる。例を以下に示す。

表4.4-4　個人の識別種類

公的に発行された番号・記号	身体の特徴をデジタルデータとしたもの
マイナンバー、各種被保険者証番号、免許証番号、基礎年金番号、旅券番号（パスポート）	指紋または掌紋、手指の静脈の形状、声紋、歩行の様態、虹彩の模様、DNA の塩基配列　等

∷（3）要配慮個人情報

　その情報の公開によって、本人が不当な差別や偏見を受け不利益を被る可能性ある特に注意すべき情報を「要配慮個人情報」と呼ぶ。要配慮個人情報には下記の情報が含まれる。

本人の人種、信条、社会的身分、病歴、犯罪の経歴、犯罪により害を被った事実その他本人に対する不当な差別、偏見その他の不利益が生じないようにその取り扱いに特に配慮を要するもの

　なお、要配慮個人情報を取得するためには原則として本人から同意を得る必要があり、後述するオプトアウト方式による第三者提供が認められていない。

∷（4）匿名加工情報

　「匿名加工情報」とはデータに含まれる個人を特定可能にする個人情報を削除し、復元することができないようにしたもののことである。個人識別符号においてはそのすべてを削除する必要がある。なお、個人識別符号に置き換えるものとして、規則性がなく個人識別符号を復元できない代わりの記述に置き換えて使用することは可能である。国内に数例しかいなく、個人を特定できてしまうような情報も削除しなければならない（例：国内に数人しかいない難病患者の情報、満年齢 118 歳などの情報）。患者 ID 等で別々に保管している情報を連結することで個人を特定できるような場合は、患者 ID の削除も行わなければならない。

　匿名加工情報に加工した情報は適切な手順を経ることで、第三者に情報提供を行うことができるようになる。

（5）仮名加工情報

　氏名、生年月日、住所等の個人情報を加工し、あらかじめ用意をした照合表と照らし合わせない限り元の個人情報と結びつかないようにした情報を「仮名加工情報」と呼ぶ。匿名加工情報と比較し、情報を保持している者の利用がしやすくなるというメリットを持っている。内部利用を想定しているデータであるため、第三者提供が原則禁止されている。

4.4.4　同意の取得方法

　患者からの同意を得る方法として直接同意（オプトイン方式）と包括同意（オプトアウト方式）の2種類の方法が規定されている。利用する情報の種類によりどちらの同意取得方法をとるかが決まっているため、利用する内容を精査したうえで同意をとることが求められる。

（1）直接同意（オプトイン方式）

　収集した個人情報の収集目的と使用用途等を明示したうえで、本人より直接書面等で同意をとる方法を直接同意（オプトイン方式）と呼ぶ。医療情報の一次利用では直接同意を得る必要はないと考えられているが、個人情報や要配慮個人情報を第三者提供する場合にはオプトイン方式での同意取得が必要である。

＜オプトイン方式の同意が必要となるケース＞
- ・民間保険会社からの照会　　　　　　　　　・学校・職場からの照会
- ・報道機関からの照会
- ※報道機関からの照会において、報道機関は個人情報保護法の適用除外とされているが、医療機関から報道機関に情報提供を行う場合には、患者本人からの同意が必要になると厚生労働省から指針が出されている。

（2）包括同意（オプトアウト方式）

　院内掲示やWebサイト等で収集した個人情報の収集目的と使用用途を明示し、自らの個人情報の利用を拒む者がいた場合はその申し出を受け入れ、その個人のデータの利用を停止する方法をとるのが包括同意（オプトアウト方式）である。

＜オプトアウト方式が適用されるケース＞
- ・医療機関の地域連携　　　　　　　　　　　・介護のケアプラン作成のための情報提供
- ・専門医との連携　　　　　　　　　　　　　・児童福祉サービスのための情報提供
- ・介護保険における要介護・要支援認定のための情報提供

（3）本人同意が不要のケース

　利用目的や患者の状態によっては同意が不要となるケースがある。以下のような場合、患者からの同意取得は不要と考えられている。

＜同意が不要なケース＞
- 刑事訴訟法に基づき、医療機関等が、警察や検察等の捜査機関が行う照会（警察や検察等の捜査機関の行う任意捜査を含む）に対して、診療情報等を提供するケース
- 人の生命、身体または財産の保護のために必要がある場合であって、本人の同意を得ることが困難であるとき（安否確認や家族への情報提供）
- 公衆衛生の向上または児童の健全な育成の推進のために特に必要がある場合であって、本人の同意を得ることが困難であるとき（がん登録、児童虐待、医療事故等の場合）

4.4.5　医療従事者の守秘義務

　医療資格者には刑法および各資格法によって業務上知り得た情報の守秘義務について定められている。看護師、准看護師および保健師においては保健師助産師看護師法第 42 条の 2 にて、助産師においては刑法第 134 条第 1 項にて定められている。そのほかの職種も含めた守秘義務を定めている法律は下表のとおりである。

表4.4-5　医療従事者資格別の守秘義務根拠条項

医療資格名称	根拠法
医師	刑法第 134 条第 1 項
歯科医師	刑法第 134 条第 1 項
薬剤師	刑法第 134 条第 1 項
看護師	保健師助産師看護師法第 42 条の 2
准看護師	保健師助産師看護師法第 42 条の 2
保健師	保健師助産師看護師法第 42 条の 2
助産師	刑法第 134 条第 1 項
診療放射線技師	診療放射線技師法第 29 条
臨床検査技師・衛生検査技師	臨床検査技師、衛生検査技師等に関する法律第 19 条
理学療法士・作業療法士	理学療法士及び作業療法士法第 16 条

　刑法第 134 条第 1 項は下記の条文となっており、6 カ月以下の懲役または 10 万円以下の罰金に処せられる可能性がある。

刑法第 134 条第 1 項

> 医師、薬剤師、医薬品販売業者、助産師、弁護士、弁護人、公証人又はこれらの職にあった者が、正当な理由がないのに、その業務上取り扱ったことについて知り得た人の秘密を漏らしたときは、六月以下の懲役又は十万円以下の罰金に処する。
> ※ 2022 年の改正により懲役の文言が拘禁刑に変更となる（施行時期は未定）

　保健師助産師看護師法第 42 条の 2 は次の条文となっており、保健師、看護師、准看護師でなくなった後も業務で知り得た情報を漏示してはならない。なお、罰則規定は第 44 条の 4 で定められており、刑法第 134 条第 1 項同様「六月以下の懲役又は十万円以下の罰金」に処せられ

る可能性がある。

保健師助産師看護師法第 42 条の 2

保健師、看護師又は准看護師は、正当な理由がなく、その業務上知り得た人の秘密を漏らしてはならない。保健師、看護師又は准看護師でなくなつた後においても、同様とする。

　上記より、看護師等の医療従事者はどのような場面においても患者情報は適切に扱わなければならない。特に下記のような場面から患者情報が外部に漏れる可能性があるため、自身の振る舞いには注意が必要である。

例　注意しなければならない場面

社会・生活活動内：エレベーター内での会話 / 飲食店、お酒が入った場での会話

インターネット内：SNS での発信

Column　生成型 AI の使用

　2023 年初頭より米 OpenAI 社の ChatGPT をはじめとする生成型 AI が活用され始めている。学生生活における使用においては、学校ごとにルールの検討がなされているが、生成された情報には著作権が絡んでいることを忘れてはならない。生成された情報をそのまま自身の著作物として公表した場合、他者の著作権を侵害していることも想定されるため、生成されたものの確認は忘れてはならない。

　また、実習で得られた情報を生成型 AI に入力してサマリー等を作成する場合においても、患者情報が含まれる場合には個人情報保護法にも抵触するおそれがあるため、細心の注意を払わなければならない。

4.5　情報探索方法

4.5.1　EBM・診療ガイドライン・エビデンスレベル

　患者に対して医療や看護を提供するうえで、医療者の経験や勘をもとにした行為を実践せずに、体系的に観察・収集された確かな根拠（エビデンス）に基づいた行為を行うことが、患者にとって安心できる医療・看護につながる。このようなエビデンスに基づいた医療を実践することを「根拠に基づいた医療（Evidence Based Medicine（EBM））」と呼ぶ。また、EBM のもとになる標準的な治療法を定めたものを**診療ガイドライン**と呼ぶ。診療ガイドラインの作成・活用により、標準的な治療方法を広めることができるとともに、施設間での格差を解消することにもつながる。診療ガイドラインは各学会などによって制定・公開されているが、EBM 普及推進事業 Minds では診療ガイドラインを収集し、検索できるような事業（**図 4.5-1**）を展開している。

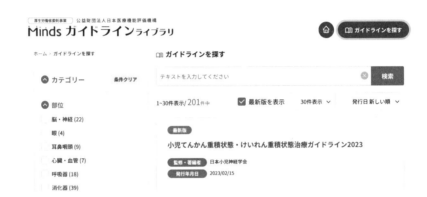

図4.5-1 Minds ガイドラインライブラリ（出典：https://minds.jcqhc.or.jp/search/）

　EBM を行ううえで、文献や先行研究等のエビデンスを参考に医療を行うこととなるが、この時参考にするエビデンスには信頼度に応じたレベルが設定されている。Minds のエビデンスレベルはⅠ～Ⅵまでの 7 段階で設定（**表 4.5-1**）されており、Ⅰが一番信頼度の高いものとして考えられており、医療を実践する側もより高いエビデンスレベルの根拠を参考にした医療・看護が求められる。

　EBM は下記の 5 つのステップで行う。

表4.5-1 エビデンスレベルとは

エビデンスレベル	内容
Ⅰ	システマティックレビュー/ランダム化比較試験（RCT）のメタアナリシス
Ⅱ	1 つ以上のランダム化比較試験（RCT）
Ⅲ	非ランダム化比較試験
Ⅳa	コホート研究
Ⅳb	症例対照研究、横断研究
Ⅴ	記述研究（症例報告、ケースシリーズ）
Ⅵ	専門家個人の意見（専門家委員会報告を含む）

① 患者の臨床上の問題点の定式化

　患者の臨床上の問題点を整理するステップで、問題の定式化のために PICO が用いられる（**表4.5-2**）。

構成項目	具体的表現
P（Patients）	対象：治療の対象となる患者の特性
I（Intervention）	介入：検討を行う医療行為
C（Comparison）	対照：比較対照とする医療行為
O（Outcome）	結果：行った医療行為により起こりうる結果

表4.5-2 PICO とは

② 情報の探索

　教科書や研究論文から、①で定式化した問題点に関連する情報を探索する。

③ 得られた情報の批判的吟味

　得られた情報の妥当性を自身で評価する。評価を行う際に批判的に事象をとらえて評価を行う姿勢が求められる。

④ 批判的吟味を行った情報の患者への適用

　②および③で得られた文献や先行研究の情報を自身が受け持つ患者に対し適用可能かどうかの検討を行う。

⑤ 評価

　①〜④のステップが妥当であったかの評価を再度行う。

4.5.2　情報探索方法

　医療機関での診療や看護実践において情報探索を行うのはもちろんのこと、学生生活においても情報探索スキルが求められる。課題の作成等において、用いた理論や根拠が確かなものであることを示すため、書籍や論文等の文献、公開されているデータを探し出すことが必要となる。（情報探索によって探し出した文献等を引用する方法については 4.3.3 を参考にすること。）

　以下では代表的な情報探索の方法を示す。

（1）CiNii

　CiNii（NII 学術情報ナビゲータ）とは、論文・データ、大学図書館の図書、日本の博士論文を無料で検索できるデータベースである（図 4.5-2）。

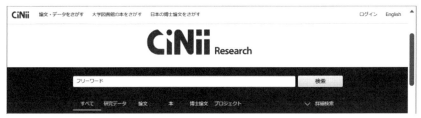

図4.5-2 CiNii の検索画面（出典：https://cir.nii.ac.jp/articles）

　論文の検索を行った場合は、論文の抄録および収録刊行物名を調べることができる。大学図書の検索を行った場合、各大学図書館での所蔵状況も併せて検索することができる仕組みとなっている。後述する OPAC を備えている大学の場合は、各大学の図書館ページにアクセスすることができ、具体的な配架場所や貸し出し状況を調べることができる。

（2）OPAC

　OPAC（Online Public Access Catalog）は大学図書館や公的図書館で導入されているオンライン蔵書目録システムである（**図 4.5-3**）。無料で各図書館の蔵書の状況を調べることができる。自身が通う学校以外の図書館も使用できることが多いため、目的の図書がある場合は利用方法を検索のうえ、積極的に活用することも必要である。

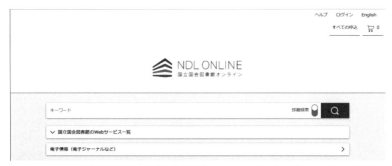

図 4.5-3 国立国会図書館 OPAC（出典：https://ndlonline.ndl.go.jp/）

（3）医中誌 WEB

　医中誌 WEB とは NPO 医学中央雑誌刊行会が作成・運営しているサービスである（**図 4.5-4**）。

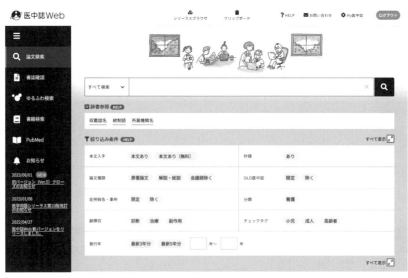

図 4.5-4 医中誌 WEB（出典：https://www.jamas.or.jp/）

日本国内の医学・歯学・薬学・看護学および関連分野の論文情報を検索することができ、各論文の抄録情報が記載されているほか、電子ジャーナルで論文本文が公開されている論文の場合は、電子ジャーナルへのリンクも掲載されている。現在約 1,500 万件の情報から検索することができる。

　医中誌 WEB は法人契約・個人契約のどちらかを行うことで利用することができるが、各学校で法人契約を行っていて図書館等に設置されているコンピュータから利用できる場合も多い。契約状況や利用方法は各学校で異なるため、利用したい場合は各学校の担当部署に確認してほしい。

（4）Google Scholar

　Google Scholar は Google 社が提供する無料で利用できる論文検索サービスである（**図4.5-5**）。オンラインジャーナルで論文本文が提供されている場合はリンクが表示され、そこからアクセスすることができる。また、各論文が他の論文にどの程度引用されているかも引用数として表示されている。当該論文を引用したい場合は、「"引用」を選択することで、参考文献用の論文情報を表示することもできる。

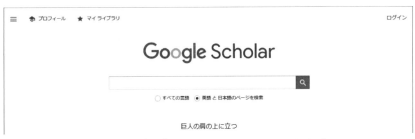

図4.5-5 Google Scholar（出典：https://scholar.google.jp/）

（5）J-STAGE

　J-STAGE は国立研究開発法人科学技術振興機構（JST）が運営する電子ジャーナルのプラットフォームで、3,000 誌以上の論文や会議録が収録されており、9 割以上が無料で閲覧することができる（**図4.5-6**）。

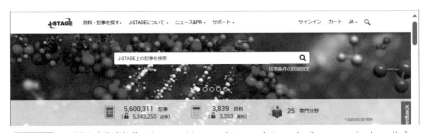

図4.5-6 J-STAGE（出典：https://www.jstage.jst.go.jp/browse/-char/ja）

⠿ **(6) PubMed**

　海外の文献を調べる際に利用できるのが PubMed である（**図 4.5-7**）。3,000 万件以上の文献を検索することができる。最新の知見を得るためには日本国内の論文だけではなく、海外の論文を調べることも不可欠である。

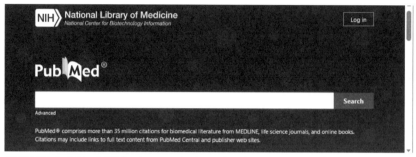

図 4.5-7 **PubMed**（出典：https://pubmed.ncbi.nlm.nih.gov/）

CHECK!!　　この章で覚えてほしいキーワード
著作権、商標権、リーチサイト、直接引用、間接引用、参考文献リスト、個人情報保護法、情報の一次利用、情報の二次利用、匿名加工情報、要配慮個人情報、守秘義務

章末問題

テキスト第4章を復習し、(　　　　　)に該当するものとして適切なものを記述しましょう。

＜モバイル端末の使用状況とマナー＞

問1 現在、日本におけるインターネット普及率は(　4-1　)割を超えている。

問2 タブレット、スマートフォン、パソコンのうち最も普及率が高いものは(　4-2　)である。

問3 2013年時と比較し、パソコンの所有率は(　4-3　上がっている/下がっている　)。

問4 店舗において、店舗運営のために設置されている電源は許可なく使用して(　4-4　よい/はならない)。

＜著作物・商標に対する権利＞

問5 書店にて、書籍の写真を許可なく撮影することを(　4-5　)という。

問6 創作された著作物に対し、模倣されたり、許可なく流通させたりしないように保護するための権利を(　4-6　)という。

問7 「東京スカイツリーの高さは634m」という記述は著作物に該当(　4-7　する/しない)。

問8 違法コンテンツへのアクセスを促すWebサイトを(　4-8　)と呼び、2020年より規制されるようになった。

問9 事業者が取り扱うサービスの名称やマーク等を保護する権利を(　4-9　)と呼ぶ。

＜引用方法＞

問10 他者の文章をそのまま引用する方法を(　4-10　)という。

問11 参考文献リストを作成する際に記載する必要がないものは(　4-11　雑誌名/著者名/著者メールアドレス)である。

問12 レポート・論文中に表を掲載する場合、表のタイトルは表の(　4-12　上部/下

部　）に記載する。

問 13　レポート・論文中に図（グラフ）を掲載する場合、図のタイトルは図の（　4−13　上部/下部　）に記載する。

＜個人情報の取り扱い＞

問 14　収集した患者情報を本来の目的のために利用することを（　4−14　）利用という。

問 15　マイナンバー、パスポート番号等個人を識別できる情報を（　4−15　）という。

問 16　本人が不当な差別や偏見を受け不利益を被る可能性がある情報を（　4−16　）という。

問 17　患者から直接書面等で同意を得る、同意の取得方式を（　4−17　）という。

問 18　学校・職場から患者の健康状態について問い合わせがあった際、患者の同意を得ずに情報提供を行って（　4−18　よい/ならない　）。

問 19　警察から患者の診療情報についての提供の依頼があった際、患者の同意を得ずに情報提供を行って（　4−19　よい/ならない　）。

問 20　刑法第 134 条にて守秘義務が規定されているのは（　4−20　看護師/助産師/保健師　）である。

＜情報探索方法＞

問 21　根拠に基づく医療をアルファベット 3 文字で（　4−21　）という。

問 22　患者の問題の定式化に用いる方法をアルファベット 4 文字で（　4−22　）という。

第5章 電子メールのリテラシー

5.1 電子メールのリテラシー

5.1.1 電子メールの基礎

　他者とのコミュニケーション手段は、端末やソフトウェアの技術の進歩によって多様化している。スマートフォン登場までに用いられていたガラケーでのコミュニケーション手段は、メールが基本であった。その後、2008年ごろからのスマートフォンの普及に伴い、コミュニケーション手段はLINEやFacebook Messengerなどのインスタントメッセンジャーに置き換わっていった。メールを利用する習慣がなくなるとともに、MVNOの普及により、スマートフォンの契約の際にメールアドレスを付与されず、自身のメールアドレスを所持しないケースも散見される。そのため、若年層にとってメールはなじみのないものとなり、メールの構造を知らない者も増えてきている。

　しかしながら、医療機関内での業務や院外の関係者とのやりとり、就職活動時や学生と教員とのコミュニケーションにおいては、今でもメールが使用されることが多く、メールのやりとりでトラブルを起こさないためにも、基本的なメールの使い方とマナーを身に着けることが不可欠である。

(1) メールアドレスの種類について

　メールアドレスの種類は大きくプロバイダメール・キャリアメール、フリーメール、ドメインメールの3つに分けることができる。それぞれメリット、デメリットがあるため、それらを理解したうえで使用しなければならない。

① プロバイダメール・キャリアメール

　ISP（Softbank、NTTコミュニケーションズ、J：COM等）もしくはキャリア（docomo、au、Softbank、楽天等）と契約したときに付与されるメールアドレスであり、契約者にしか付与がなされないためプロバイダメール、キャリアメールは信頼度の高いメールアドレスとして認識されている。

　プロバイダメールの送受信にはメールソフトの設定が必要であったが、近年はWebブラウザ上からもメールの送受信を行うことができるWebメールも普及し始めている。なお、メールソフトの設定にはプロバイダから付与される送信サーバーSMTP、受信サーバーPOP3やIMAPの情報の入力が必要となる。キャリアメールは携帯電話もしくはスマートフォンで受信が可能である。なお、プロバイダメールやキャリアメールはISPもしくはキャリアとの契約が終了した段階で基本的に使用ができなくなる（追加の代金を支払うことで、契約終了後もメールアドレスを引き続き使用できるサービスも一部あり）。

② フリーメール

　プロバイダメールとは異なり、無料で自由に複数個のメールアドレスを作成・保持可能なメールをフリーメールと呼ぶ。代表的なものに Gmail（@ gmail.com）や Yahoo! メール（@yahoo.co.jp もしくは ymail.ne.jp）がある。フリーメールは無料で作成・使用ができ、Web ブラウザもしくはアプリケーションで送受信を行うことができる Web メールが基本となるが、メールソフトでの受信も行うことができるサービスもある。フリーメールの場合は、無料で使用できる容量が決まっているとともに、一定期間使用がなされなかった場合はアカウントが削除されたり、サービス自体が終了したりし、作成したメールアドレスが使用できなくなる可能性もあるため、その点を認識したうえでの使用が求められる。また、作成時に本人確認が行われないため、信頼性は低いとみなされる。そのためビジネスでの使用においてはメールアドレスから所属先の情報等を読みとることもできないため、オフィシャルなメールとしての使用は避けるほうがベターである。

③ ドメインメール

　医療機関や企業が取得したドメイン（@以下を自由に設定したもの）をもとにしたものがドメインメールである。@より左側は自由に設定することが可能（※すでに使用されているドメインの場合を除く）であり、複数個のメールアドレスも作成可能である。

　ドメインの取得および管理には毎年費用がかかるとともに、送受信したメールの情報を管理するためのサーバーの維持費用も必要となる。費用はかかるものの、組織名称の入ったメールアドレスを作成できることから信頼性の高いメールアドレスとして認識されている。しかしながら、すでに存在しているドメインと似たようなドメインが誰も作成していなかった場合、悪意を持った第三者が似たようなドメインを作成し、それを詐欺等に利用されることもあり得るため注意が必要である。

（2）ドメインの種類について

　@以下の語尾につく「.co.jp」や「.ne.jp」等はそれぞれ使用できる事業者が定められているとともに、国の情報も持つ。「.jp」は日本のドメインであることを示している。米国の場合は「.us」、英国の場合は「.uk」、インドネシアの場合は「.id」であり、「.jp」を含め、その国の組織や個人に使用が限定される。一方で、外貨獲得のために自国のドメインを開放している国もあり、ツバルの国別ドメインとして割り当てられている「.tv」は購入すれば、どこの国でも使用が可能になっている。

　政府組織で使用している「.go.jp」はホワイトリストとして公表がなされており、正しいドメインであるかの確認も可能である。厚生労働省は「mhlw.go.jp」、日本年金機構は「nenkin.go.jp」、ドメインの仕組みを理解しておくことで、送信先と内容が異なるような詐欺メールに騙されないスキルを身に着けることもできる。

5.1.2 　メールアドレスの作成について

　コンピュータで扱うメールアドレスを作成する際、今後社会に出る者として次の点に留意した作成が望まれる。

表5.1-1 ドメインの種類と意味

ドメイン名	意味	備考
co.jp	company	日本国内で登記されている法人しか取得することができないドメイン
ne.jp	network	日本国内のネットワーク事業者が取得できるドメイン
go.jp	government	日本国の政府機関、各省庁所轄研究所や、独立行政法人、特殊法人が取得できるドメイン
or.jp	organization	日本で登記されている財団法人、社団法人、医療法人、監査法人、宗教法人、特定非営利活動法人、独立行政法人等が取得できるドメイン
ac.jp	academic	日本国内の高等教育機関、学術研究機関などが取得できるドメイン

※なお、「.com」「.net」「.org」等は米国で管理しているドメインであるが、組織・個人問わず誰でも使用できる。

（1）長く使えるもの

　携帯電話やスマートフォン等で使用するキャリアメールでのメールアドレスとは異なり、コンピュータで使用するメールアドレスは一度作成したあとは、変更をせずに長く使うことが一般的である。頻繁に変えてしまうとメールが届かなくなってしまうおそれがあるとともに、相手にメールアドレスの修正を強いることとなり、よい印象を与えない可能性がある。そのため、今後長く使うことを想定したアドレスの作成が必要となる。なお、アドレス変更のお知らせを連絡先交換した相手に通知するタイミングとしては、所属が変わった（転職等で異なる医療機関に）等で前のメールアドレスを継続的に使用することができなくなった場合が多い。

（2）避けたほうがよい文言について

　メールの受信者や連絡先を交換した相手が不快にならないものや、読み間違いを起こしやすいものは避けたほうがよいとされている。具体的には「趣味にかかわるもの」「個人の恋愛にかかわるもの」「信仰にかかわるもの」「メッセージ性のあるもの」「奇抜なもの」「顔文字」「携帯番号（※プライバシーにかかわるものため）」「生年月日」があげられる。また、「－（ハイフン）」と「＿（アンダーバー）」も区別がつきにくく、直接入力した際に間違いが生じやすいため避けたほうがベターである。

　以上のことを踏まえ、メールアドレスには自身の名前だけの単純なものを使用するのが社会では一般的である。▲▲▲@□□□.co.jp というアドレスを使用する場合、□□□社の▲▲▲さんだと認識することが可能となり、メールを送信する際に宛先間違いを防止することにも役立つ。

　なお、メールアドレスに名前が入っているためプライバシーについての懸念の声もあるが、基本的には社会に出てから連絡先を交換する相手とは、自身の身分を明かしたうえでの連絡先の交換が主となるため、メールアドレスに名前が含まれていても問題が生じる可能性は低い。ただし、オフィシャルな場面以外で不特定多数に知らせることは避けるべきである。

　学生であるときに使用するメールアドレスについても、今後長く使えるものを意識して作成すべきである。利用する場面は学校内での教員や学生との連絡や、実習先との連絡、さらには就職活動の際等にも使用できる。

例 **nurse 学校に通う看護花子さんの場合**

kango.hanako@nurse.ac.jp
h.kango@nurse.ac.jp

hanakokango@nurse.ac.jp
hana.kango@nurse.ac.jp

5.1.3　電子メールの構造について

　電子メールの文面を作成する際、入力や設定が必要なパートは（1）差出人名、（2）宛先、（3）件名、（4）本文、（5）添付ファイルの 5 つあり、それぞれを適切に扱うことが求められる。それぞれにおいて注意すべき点を以下で解説する。

（1）差出人名

　メールを受信した相手は **図 5.1-1** のように差出人名が表示される。（3）件名と同様に、受信メールの一覧に表示されるものであるため、設定する際には受信した相手が理解しやすい名前を用いるとよい。メールアドレスをそのまま差出人名に設定しているケースもみられるが、わかりやすい名前を用いた方が受信した相手は一目で誰からメールが来たかを判断することができる。

　フリーメール等、オフィシャルな場面とプライベートな場面で共用している場合、プライベートでのあだ名やニックネームでメールを送付してしまった場合、相手を困惑させることにもつながりかねないため注意が必要である。一般的には下記のような差出人名に設定されるケースが多い。

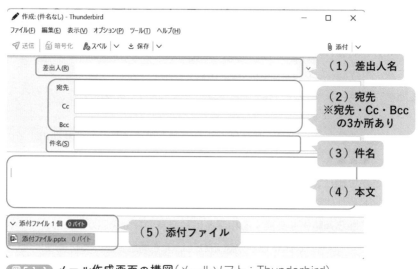

図5.1-1 **メール作成画面の構図**（メールソフト：Thunderbird）

例 **IRYO 学校　看護花子さんの場合**

「H.Kango」「看護花子」「看護花子（IRYO 学校）」

（2）宛先

　ここにはメールを送りたい相手のメールアドレスを入力する。アドレス帳に連絡先が登録されている場合は、そこから情報を持ってくることもできる。アドレス帳からメールアドレスを選択した場合、アドレス帳に登録されている名前は受信した相手にも表示されることとなるため、登録名には注意してほしい。特に、自身が覚えるために相手が不愉快となるような身体的特徴などを登録名として用いていた場合、受信した相手からの信頼が低下することも避けられない。

　宛先には① To ② Cc ③ Bcc の 3 種類の入力欄があり、それぞれ目的によって使い分けることとなる。

① To

　ここにはメールを送りたい相手のメールアドレスを入力する。受信相手は To および Cc に入力されたメールアドレスが受信メールに表示される。

② Cc（Carbon Copy）

　Cc は To に入力した相手とは別に、そのメールを確認してほしい人を入れる際に用いる。一般的にはメールの内容を共有したい上司、同僚、プロジェクトメンバー等を Cc に入れることが多い。なお、Cc に入れたメンバーについてはメール本文の上部宛先の下部に「Cc　●●師長」と追記されることも多い。

③ Bcc（Blind Carbon Copy）

　Bcc は受信した相手が、自分以外で誰に送ったかを把握できないようにする欄である。会の案内等、多数の参加者に一斉にメールを送信する際に、Bcc にまとめてアドレスを入力することで、個別に送る手間を省くことができるとともに、受信した相手は他に誰に送ったかを知ることもできない。

　Bcc を使用する際には、誤って To や Cc に入力していないかを慎重にチェックしなければならない。誤って To や Cc に多数のメールアドレスを入力して送信してしまった場合、メールアドレスが第三者に流出してしまう。実際に Cc に誤って複数のメールアドレスを入力して誤送信した場合、医療機関や企業はメールアドレス流出に対する謝罪やお詫び文の掲載に発展することもある。

　このため、Bcc を用いた外部への一斉メール送信の際には、複数人でのダブルチェックの対策をとっている機関もある。

表5.1-2　最近の自治体による Bcc 誤送信の流出例

発生年月	流出元の詳細
2022 年　4 月	東京都（56 名分）
2022 年　5 月	東京都（21 名分）
2022 年　9 月	佐伯市（88 名分）
2022 年 11 月	滋賀県（61 名分）
2022 年 11 月	三原市（89 名分）

※市名は市役所、都県名は都県庁

∴（3）件名について

　件名は差出人名とともに、受信メールの一覧に表示されるものである。そのため、内容を簡潔に表すようなわかりやすい表現にすることが求められる。受信メールの一覧に収まる文字数として 15〜20 字くらいで簡潔にまとめるとよい。

　また、メールを使う習慣のない者にとって件名はなじみのないものであるため、空白（無題）のまま送るケースもみられるが、これから社会に出る者として、件名を無題のまま送ることは NG である。

> **例** **講義（情報科学）の欠席連絡をする場合**
>
> 　好ましくない例：「空白」「欠席」　←無題は NG
> 　好ましい例：「●月〇日の情報科学の欠席について」等

　受信メールに対して返信する際に件名の先頭に「Re：」という文言がつく。これは返信メールであることを相手に示すものであり、「Re：」をつけたまま返信をすることは失礼に当たらない。一方で、返信メールの件名を都度変えた場合、相手にとってどのメールに対しての返信かわからなくなるとともに、メールの整理がしづらくなる。「Re：」をつけたままにすることにより、メールの並び替えや検索が容易になる。メールソフトの種類によっては返信を繰り返すたびに「Re：」の数が増えていく場合もあるが、長くなりすぎた場合、元の件名を表示しきれなくなるため、3 個程度に抑えそれ以上は都度削除する対応をとったほうが相手にとっても親切であると考えられている。

　受信メールを送信者以外に転送した場合、先頭に「Fw：」がつく。「Fw：」も「Re：」と同様に転送メールであることを相手に知らせるもののため削除する必要はない。

∴（4）本文

　本文を書くうえでの基本的な作法を以下に示す。なお、業界や企業によっては、基本的な書き方とは異なる書き方をする場合もあるが、基本を知ったうえで崩して書くようになってほしい。その業界外や、初めて連絡するような相手の場合は基本に沿ったメールを書くことで、相手にとって失礼のないメールを送ることができる。

　本文の基本的な構成は①宛名②挨拶＋名乗る③用件④結びの挨拶⑤署名の 5 つの要素である。これらを受けとった相手が読みやすいように構成していく。

① 宛名

　宛名は、これは誰宛に書いているメールであるのかを明確に示すためのものである。部署やグループの代表にメールを送る際には、その中で読んでほしい相手の名前を書くことで、その相手からのレスポンスを促すこともできる。また、あってはならないことであるが、A 病院の看護花子さんにメールを送ろうとして、間違って B 病院の看護太郎さん宛に送信してしまった場合、メール本文の先頭に宛名を明記しておくことで、誤ったメールを受信した B 病院の看護太郎さんは自分へのメールでないことに気が付くことができる。

　宛名は所属＋部署＋役職＋氏名＋様で構成することが一般的である。個人に送る際の敬称は

「様」であるが、企業や病院あてに送る場合は「御中」を、会員や参加者といったグループに一斉に送信する場合は「各位」を用いる。

例　「様」の使用例：個人に送る場合

> A病院
> 看護情報センター
> 看護師長　●●　様

例　「御中」の使用例：医療機関・部署・企業宛に送る場合

> A病院　看護情報センター　御中

例　「各位」の使用例：グループ、ある集合宛に送る場合

> 看護勉強会　参加者各位

学校の教員や医師・歯科医師・薬剤師等にメールを送る場合は敬称に「先生」を用いても問題ない。

例　「先生」の使用例：医師、歯科医師、薬剤師宛に送る場合

> B病院　　　　　　　　　　　　K大学病院
> 循環器センター　　　　　　　　メディカルインフォメーションセンター
> ●●　先生　　　　　　　　　　教授　●●　先生

CHECK!!　医師宛の手紙は脇付に注意

医療業界では、医師宛に手紙を送る際、敬称の後に「御侍史」や「御机下」という脇付をつける慣習がある。現在ではメールでも使われているのを見かけるが、基本的にこれらは手紙が主流の時代のものなので、将来、自分で外部の医師に連絡を取る際には、脇付をつける必要があるのかどうか気をつけよう。

用語	意味	使い方	注意点
御侍史 （ごじし、 おんじし）	直接手紙を送るのはおそれ多いため、医師の秘書や医事等が開封しても構いません	●●先生御侍史 担当医先生御侍史	・メールの場合、最初から本人が読むので、使用不可 ・御侍史は個人名が特定できなくても使用可
御机下 （ごきか、 おんきか）	手紙を書くことなどおそれ多いので机の下に置かせていただきます	●●先生御机下	・御机下は個人名が特定できる場合のみ使用可

② 挨拶＋名乗る

まず、自らが誰であるのかを明確に示すとともに、挨拶を添えることで相手に敬意を示すことができる。挨拶を書いてから名乗ることが一般的であるが、名乗ってから挨拶文を書くケースもみられる。挨拶文の例を次に示す。

例 院外の相手へ送る場合の挨拶

- いつも（大変）お世話になっております。
- 平素はお世話になっております。

- 初めてメールいたします。
- ご無沙汰しております。

　ご苦労様は目上の者から目下の者に使う言葉であるため、お疲れ様と混同しないように注意しなければならない。一方で、「お疲れ様です。」は立場を問わず、上司や同僚に対しても使える挨拶である。

　学生の立場で教員や外部の方宛に連絡する場合には、「おはようございます。」「こんにちは。」「こんばんは。」を使用するのがベターである。

例 院内の相手（上司）へ送る場合の挨拶

- お疲れ様です。
- お忙しいところ失礼いたします。
- おはようございます。

- こんにちは。
- こんばんは。

　挨拶の後の名乗りであるが、所属＋名前を記入しよう。初めてメールする相手の場合は「〜と申します。」を用いてもよい。

　学生の場合で、学校内の相手にメールする際には、学科名・学年・名前を記入すると受けとった相手もどのような学生からのメールなのかを判別しやすくなる。

例 名乗る際の文章例

- Ｆ県立●●病院　循環器科病棟の●●と申します。
- 看護学科 1 年の●●です。

③ 用件

　用件を書く際には、1 行の文字数が多くなりすぎないように、適宜改行をしつつ、見やすいレイアウトを意識しながら記入した方が読みやすいメールとなる。また、内容を箇条書きでまとめることが可能ならば、文章として記述するのではなく、箇条書きにする。また、その他も極力長い文章は書かず、箇条書きを利用するなど簡潔に記述するよう心掛ける。

④ 締めの挨拶

　用件のみを書いて終わりではなく、挨拶を添えることで相手に素っ気ない印象を与えないようにすることができる。また、メールを送る時期によっては季節に応じたあいさつ文を添えることで、より相手を気遣った印象を与えることも可能となる。よく使用される挨拶を次に示す。

例 締めの挨拶の文章例

- ・よろしくお願いいたします(お願い申し上げます)。
- ・今後とも何卒よろしくお願いいたします。(お願い申し上げます)。
- ・厳しい暑さが続いておりますので、どうかご自愛下さい(ご自愛下さいませ)。
- ・まだまだ寒い日が続きますので、どうかご自愛下さい(ご自愛下さいませ)。

⑤ 署名

　署名は自らの所属や連絡先等を示すものであり、ビジネスメールの最後に付けることが一般的である。署名には自身の名前、所属、メールアドレス、所属先の電話番号等の情報を書くことで、メールを受けとった相手が送り先にコンタクトをとる際の参考にすることが可能となる。学生の場合、自身の名前、学校名、学科名、学年、メールアドレスで構成するとよい。なお、学内で教員に連絡する場合が多いときは、学生番号も加えておいてもよい。

　また、署名には様々なデザインがあり、自身の職種に合わせたデザインを選択すると統一した印象を与えることもできる。一方で職種によっては華美な印象を避けたほうがよい場合もあるため、その場合は華美なデザインは避け、落ち着いたデザイン(下図)を選択しよう。

例

■□────────────
看護花子/Hanako Kango
E市立病院
Email：hanakokango@xxxx.xxx
TEL：xxx-123-4567（直通）
────────────□■

//////////////////////////////////
看護花子/Hanako Kango
EYCクリニック
Email：hanakokango@xxxx.xxx
TEL：xxx-123-4567（直通）
//////////////////////////////////

∞∞∞∞∞∞∞∞∞∞A県立病院救命救急センター
看護花子/Hanako Kango
Email：hanakokango@xxxx.xxx
TEL：xxx-123-4567（直通）
WEBサイト：https://xxxx.xxxx
∞∞∞∞∞∞∞∞∞∞∞∞∞∞∞∞∞∞∞∞∞∞∞∞

■■□■
□　看護花子/Hanako Kango
■　K訪問看護ステーション
Email：hanakokango@xxxx.xxx　■
TEL：xxx-123-4567（直通）　　□
　　　　　　　　　　　　　　■□■

⑥ 添付ファイル

　添付ファイルをつける際にはデータの大きさに気を付けることが必要となる。大きすぎるデータの場合、相手方が受信できずに届かない場合もある。大きすぎるデータを送る際には、データ転送サービス等を利用する方法もある。一方で、施設によってはデータ転送サービスの利用を禁止している場合もあるため相手方とファイルの送信方法についてコミュニケーションをとる必要がある。

　実際にメールで送るファイルに名前を付ける際には、受けとった相手が管理しやすいものにするとよい。講義にて課題やレポートをメールで送る際には課題名とともに学生番号と名前を加えておくと受けとった相手が課題の提出状況の管理等がしやすくなる。

Column　メールを送る時間は？

　メールを送る時間帯に厳密な決まりはないが、相手にとって不快とならない時間に送る配慮があると望ましい。急ぎのメールである場合は除いて、相手方の就業時間内に送るとよいとされている。また、休日や病院・企業の長期休業期間中も避けるほうがよいとされている。

　近年、労働環境についてのチェックも厳しくなってきており、深夜帯のメールが頻回となった場合、労働環境について疑念を持たれることにもつながりかねないため注意が必要となる。

Column　日本語の使い方は正しい？

　普段話している言葉を文章化する場合、本人が気付いていない誤った書き方をしている場合がある。相手に送る文章として正しい日本語を使うことを心掛けたい。

誤った使い方	正しい使い方
こんにちわ	こんにちは
こんばんわ	こんばんは
すいません	すみません
どっち	どちら
ちゃんと	きちんと
とっても	とても
なんか	など
〜とか	や
いろんな	色々な
いい	よい

5.2 メールの文面集

例1【Ｓファミリークリニックに勤務する看護太郎がＤ病院の看護花子主任へメール例】

差出人名	看護太郎（Ｓファミリークリニック）
宛　先	Ｄ病院看護花子主任〈hanakokango@xxx.xxx〉
件　名	●月●日の訪問について
本　文	

Ｄ病院
主任　看護花子　様

平素はお世話になっております。
Ｓファミリークリニックの看護太郎です。

先日お願い申し上げました、Ｄ病院のご訪問の件ですが
下記の日程にてお伺いさせていただきたく存じます。

■日時：202 ●年●月〇日　10 時〜
■同行者：当院看護師 2 名

ご多用中のところ大変恐縮ではございますが
何卒よろしくお願い申し上げます。

▼△▼△▼△▼△▼△▼△▼△▼△▼△
看護太郎 /Taro Kango
Ｓファミリークリニック
Email：t.kango@xxxx.xxx
TEL：xxx-123-1234（直通）
▼△▼△▼△▼△▼△▼△▼△▼△▼△

例2【情報科学の第 5 回講義課題を G 先生に提出するメール例】

差出人名	看護愛子（看護学科 1 年）
宛　先	Ｇ先生〈g@xxx.ac.jp〉
件　名	情報科学第 5 回講義課題の提出について
本　文	

Ｇ先生

おはようございます。
看護学科 1 年の看護愛子です。

先日の情報科学第 5 回の講義課題を提出いたします。

よろしくお願いいたします。

◆ ○○学校◆ ─────────────── ◆
看護愛子 /Aiko Kango
看護学部看護学科　1 年 A 組　学生番号　202300000 xx
Email：aikokango@xxx.ac.jp
◆ ───────────── ◆

例3 【看護管理論の授業を体調不良により欠席した時のメール例】

差出人名	看護健太郎（看護学科 2 年）
宛　先	看護二郎先生〈jiro@xxx.ac.jp〉
件　名	本日の看護管理論の欠席について
本　文	

看護二郎　先生

こんにちは。
看護学科 2 年の看護健太郎です。

本日の看護管理論の講義についてですが
朝から発熱と吐き気がありまして
欠席とさせていただけないでしょうか。

体調が回復次第、資料等がありましたら取りにお伺いできましたら幸いです。
よろしくお願いいたします。

○● ─────── ‥‥‥‥‥‥
看護健太郎 /Kentaro Kango
○○学校看護学部看護学科　2 年
学籍番号　20221173 xx
Email：kentaro.kango@xxxx.ac.jp
‥‥‥‥‥ ‥‥ ─────── ●○

Column **メール内での表現**

　相手に何かのお願いをする場合「ご連絡下さい。」「欠席します。」等、言い切る表現を用いるよりも「ご連絡いただけないでしょうか。」「欠席とさせていただけないでしょうか。」と伺うような表現を用いることで、少し優しい印象を与えることができる。体調不良による欠席の場合、どちらにせよ休むことには変わらないが、表現を工夫することで相手に与える印象も変わってくるので、機会があれば実践してみよう。

章末問題

第5章

テキスト第5章を復習し、（　　　　　）に該当するものとして適切なものを記述しましょう。

問1　go.jp のドメインを使用している団体は（　5-1　教育団体 / ネットワーク事業者/政府組織　）である。

問2　メールを送信した相手のほかに、同僚等にもメールの内容を確認してほしい場合に使用する宛名欄は（　5-2　　Cc/Bcc　）である。

問3　他の病院の看護部の代表メールにメールを送る場合、メール本文の宛名に付ける敬称は（　5-3　様/各位/御中　）である。

問4　メールの最後に記載する名前・所属・連絡先等をまとめたものを（　5-4　）という。

第6章 作業用ツールの解説

6.1 Office を扱う上での基本操作

本章では Microsoft Office 2021 における Word，Excel，PowerPoint の基本操作方法を扱っていくが、これらのソフトに共通する基本操作を本節で学んでもらいたい。基本操作におけるポイントをおさえることで、より速く操作を行うことが可能となり、課題の作成能力の向上に寄与する。

6.1.1 ファイルの開き方

すでに作成したファイルや配布されたファイルを開く場合、(1) 各アプリケーションソフト上で開く/(2) 保存場所から開く、の2通りがある。当該ファイルを編集する場合は (1) の方法のみで完結するが、ファイル名の変更や移動や複製の操作を伴う場合は (2) の方法が必須となるため、両方の方法を覚えていただきたい。

(1) 各アプリケーションから開く方法 【 365・2021/2019 共通 ※無料の Web 版の場合は OneDrive に開くファイルをアップロードする必要あり】

① Office ソフトの左上に表示されている「ファイル」を選択し、左列に位置する「開く」を選択する。

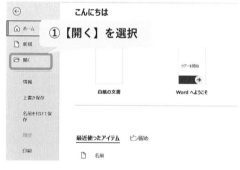

② ファイルが保存されているフォルダを選択する。保存場所が表示されていない場合は「参照」を選択する。

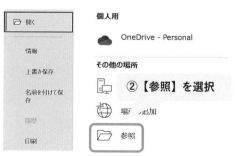

③ 保存する場所を選択する画面の表示後、保存場所を選択する。

④ その中にファイルを選択する。

⑤【開く】を選択することでファイルを開くことができる。

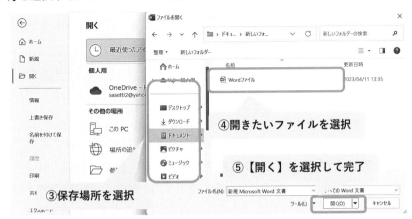

　デスクトップ上に保存してあるファイルを開く場合は左列にある「PC」をクリック後、下部に表示される「デスクトップ」を選択すると右側にファイルが一覧表示されるためそこから必要なファイルを選択し開く。USBメモリ上に保存してあるファイルを開く場合は「PC」をクリック後、下部に表示される「リムーバブルディスク（USBメモリを制作するメーカーによって表示名が異なるため、自身が使用するUSBメモリの表示名をあらかじめ確認しておくことを推奨する）」を選択し、右側に一覧表示されたものの中から選択し開く。

（2）保存場所から開く方法　【Windows 11/10 共通】

① 保存場所から開く場合、デスクトップ画面の下部にあるフォルダのアイコン 🗀 をクリックし、保存場所を開く。なお、保存場所の選択方法は（1）の場合と同様である。USBメモリの表示名には注意願いたい。

② 保存場所を選択後、一覧表示されるファイルから開きたいファイルをダブルクリックすると、ファイルに紐づけられているアプリケーションが起動し、当該ファイルを開くことができる。

後述するショートカットキーを用いる場合、【Windows ＋ E】でエクスプローラーを起動でき、【Ctrl ＋ O（アルファベットのオー）】でファイルを開く画面を開くことができる。

6.1.2　ファイルの管理方法

　複数のファイルを扱う上で、1つのフォルダですべてを管理してしまうと、ファイルを探す際に余計な手間が発生し作業効率が悪化する。フォルダごとにファイルを分類して管理することでファイルを管理しやすくなる。

（1）フォルダの作成方法　【Windows 11/10 共通】

新しいフォルダを作成する場合は下記の方法で行う。

① フォルダ画面の左上にある【⊕新規作成】を選択する。

② 【🖿フォルダ】をクリックすることで新しいフォルダを作成できる。

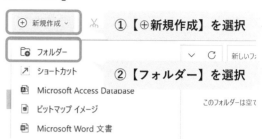

① 【⊕新規作成】を選択

② 【フォルダー】を選択

（2）フォルダおよびファイルの名前の変更方法　【Windows 11/10 共通】

フォルダおよびファイルは同じ手順で名前を変更できる。当該フォルダ/ファイルにカーソルを合わせ、右クリックし、「名前の変更」を左クリックすることで名前が変更できる。名前の変更は対象フォルダ/ファイルを一度左クリックし、その後少し長めに左クリックすることでも変更することができる。

なお、フォルダ内では同じフォルダ名、ファイル名を重複して用いることができない。（**2.3.1** ④ファイルシステムの管理参照）

（3）フォルダ内のファイル順の変更　【Windows 11/10 共通】

フォルダ内のファイルを並べ替えるには、フォルダ上部にある「名前」「更新日時」「種類」「サイズ」をクリックすることで、それぞれの区分に応じた並べ替えができる。1回クリックで「昇順」に、2回クリックで「降順」に並べ替えられる。表示項目の初期設定は「名前」「更新日時」「種類」「サイズ」の4項目となっているが、それ以外にも表示させたい場合は分類名にいずれかにカーソルを合わせて右クリックをするとほかの項目を選択できるようになる。

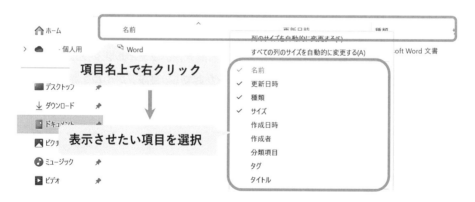

項目名上で右クリック

表示させたい項目を選択

6.1.3　ファイルの移動方法

フォルダ / ファイルを別なフォルダや媒体に移動する際には（1）ドラッグ＆ドロップ（2）コピー / 切り取りの2種の方法がある。

（1）ドラッグ＆ドロップ 【 Windows 11/10 共通 】

コンピュータの基本操作の 1 つである「ドラッグ」「ドロップ」を用いて移動させる方法である。ドラッグは対象となるものをクリックしながら動かす方法であり、ドロップはドラッグした状態のものを離すことでその場にファイル等を移動させる。ファイルを移動させる際にもドラッグ＆ドロップで移動させることとなるが、この場合移動元のフォルダと移動先のフォルダをともに同一画面上で開いておく必要がある。なお、同じ補助記憶装置上でドラッグ＆ドロップして移動させる場合は移動元から当該フォルダ/ファイルはなくなる。一方で、異なる補助記憶装置間（例：SSD/HDD ⇔ USB メモリ、A さんの USB メモリ⇔ B さんの USB メモリなど）でドラッグ＆ドロップで移動させた場合、移動元のフォルダからは当該フォルダ/ファイルは削除されない。前者が「切り取り」をしたものと同等の操作であり、後者が「コピー」をしたのと同等の操作となる。

（2）コピー/切り取り 【 Windows 11/10 共通 】

移動元のフォルダにて当該フォルダ/ファイルを右クリックする。メニューに表示される「コピー」もしくは「切り取り」をクリックする。次に、移動先のフォルダの空いている箇所にて右クリックし「貼り付け」を左クリックすることで、フォルダ/ファイルを移動することができる。

6.1.4 ショートカットキーの活用方法 【 Windows 11/10 共通 】

Microsoft Office を含めたコンピュータ上の OS・アプリケーションを操作する際、通常の操作ではなくキーボードを用いた操作を併用することで作業をより効率化することにつながる。この操作をショートカットキーと呼ぶ。下記にて代表的なショートカットキーを示すので積極的に活用願いたい。なお、【Ctrl ＋ Z】と記載のある場合、Ctrl キーを先に押した状態で Z キーを押すことで作業が実施される。

実行内容	押すキー
操作を元に戻す	Ctrl ＋ Z
選択した項目をコピー	Ctrl ＋ C
選択した項目を切り取り	Ctrl ＋ X
すべての項目を選択	Ctrl ＋ A
操作をやり直す	Ctrl ＋ Y
ファイルを保存する	Ctrl ＋ S
ファイルを印刷する	Ctrl ＋ P
ファイルを開く	Ctrl ＋ O
データを検索する	Ctrl ＋ F
データを置換する	Ctrl ＋ H
エクスプローラーを開く	Windows ＋ E

スクリーンショットを撮影する	PrintScreen ※ PC によっては Fn ＋ PrintScreen
指定した範囲のスクリーンショットを撮影	Windows ＋ Shift ＋ S
前の作業と同じ作業を実施する	F4
主に Word で使用するショートカットキー	
太字に設定する	Ctrl ＋ B
斜体に設定する	Ctrl ＋ I
下線をつける	Ctrl ＋ U
上付き文字にする	Ctrl ＋ Shift ＋ ＋（プラス）
下付き文字にする	Ctrl ＋ Shift ＋ －（マイナス）
文字書式を解除する	Ctrl ＋ Space
文字を中央揃えにする	Ctrl ＋ E
文字を左揃えにする	Ctrl ＋ L
文字を右揃えにする	Ctrl ＋ R
文字を両端揃えにする	Ctrl ＋ J
表の行列の順番を入れ替える	Shift ＋ Alt ＋ ↑↓←→
主に Excel で使用するショートカットキー	
セル内のデータを編集	F2
セル内で改行する	Alt ＋ Enter
選択した範囲の次のセルに合計値を入力する	Alt ＋ Shift ＋ ＝（イコール）
選択範囲の外枠の罫線を引く	Ctrl ＋ Shift ＋ 6
実行内容	押すキー
パーセントの表示形式にする	Ctrl ＋ Shift ＋ 5
桁区切り表示（3 桁おきに【,】をつける）	Ctrl ＋ Shift ＋ 1
主に PowerPoint で使用するショートカットキー	
オブジェクトの大きさを変更する	Shift ＋ ↑↓←→
オブジェクトを回転させる	Alt ＋ ←→
スライドショーを開始する	F5
現在表示しているスライドからスライドショーを開始する	Shift ＋ F5

　また、文字を入力している時に F キーを活用することで、全角/半角の変換、かな/カナ/アルファベットの変換を容易に行うことができる。全角で入力中に半角アルファベットを入力する場面でも、キーボードの半角/全角を押さずに、入力したアルファベットを入力後、F10 を押すことで半角アルファベットに変

変換したい文字	押すキー
全角かな	F6
全角カナ	F7
半角カナ	F8
全角アルファベット	F9
半角アルファベット	F10

換される。

【例：全角の状態で「ときょ」と入力後にアルファベットに変換したい場合】

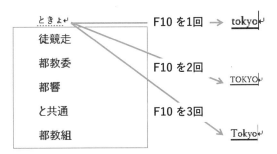

> ## Column 新しいファイルがどんどん作成されて止まらない !?
>
> 　講義をしていると、学生から「ファイルがどんどん作成されるようになって、コンピュータが壊れたかもしれない !!!」といった相談がたまに出てくる。このような場合に学生が使用しているキーボードに目をやると、教科書や筆箱等で Ctrl キーと N キーが本人が気が付かないうちに押されていて、ショートカットキーの動作として新しくファイルが生成されてしまっていることがある。教科書をよけると動作が止まり問題が無い状態となり学生も一安心となるが、コンピュータが普段と違った挙動をしている場合は、何かでキーボードが押されていないかまずは確認してみてほしい。

6.2 Word の操作方法

6.2.1 Word の起動方法、ファイルを開く方法

　Microsoft Word（Excel および PowerPoint も同様）を起動する方法として（1）プログラムから起動する/（2）新しくファイルを作成し起動する/（3）既存のファイルから起動する、の３つがあげられる。（2）と（3）は指定の場所にファイルが存在した状態で起動・編集ができることから、作業中や作業後は上書き保存をするだけで管理がしやすくなるといったメリットがある。

（1）プログラムから起動

< Windows 11 の場合：アイコンから選択>

① デスクトップ上にある Microsoft Word のアイコンをダブルクリックして起動する。

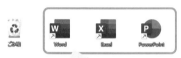

①デスクトップ上にある
アイコンをダブルクリック

< Windows 11 の場合：メニューから選択>

① 画面下部の中央付近にある Windows マークを左クリックで選択する。

② Microsoft Word のアイコンを選択して起動する。

③ 画面上に Microsoft Word のアイコンがない場合は、右上に表示されている【すべてのアプリ】を選択後、インストールされているアプリの一覧より Word を探し、選択して起動する。

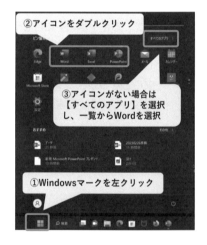

②アイコンをダブルクリック

③アイコンがない場合は
【すべてのアプリ】を選択
し、一覧からWordを選択

①Windowsマークを左クリック

< Windows 10 の場合：メニューから選択>

① 画面左下にある Windows マークを左クリックして選択する。

② メニュー内の Microsoft Word のアイコンをクリックすることで起動する。

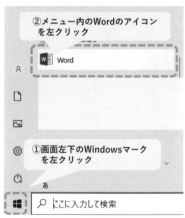

②メニュー内のWordのアイコン
を左クリック

Word

①画面左下のWindowsマーク
を左クリック

あ

ここに入力して検索

（2）新しくファイルを作成し起動する　【 Windows 11/10 共通 】

　下記の①〜③の手順で新しくファイルを作成しWord
を起動させることができる。

① ファイルを作成したいフォルダを開き、空いている
　 スペースで右クリックし、【新規作成】を選択する。

② 新規作成できるファイルが一覧表示されるため、そ
　 の中から【Microsoft Word 文書】を選択する。

③ フォルダ内に Microsoft Word のファイルが新
　 しく作成され、そのファイルをダブルクリックす
　 ることで Word が起動できる。

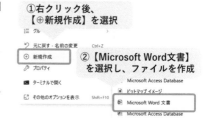

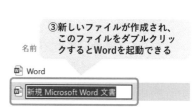

　ファイルを新規作成した時点で、わかりやすいファイル名をあらかじめつけておくことで、作業後の管
理が容易となり、作業後に自身が作成したファイルが見つからないなどのミスを防止することにもつなが
る。

（3）既存のファイルから起動する　【 365・2021/2019 共通 】

　既存のファイルから開く方法は 2 通りあり、フォルダから開く場合と Word 上からファイル
を選択する方法がある。

＜フォルダから開く場合＞

　保存してあるフォルダを開き、開きたいファイル
をダブルクリックすることで Word および保存し
てあるファイルが起動される。

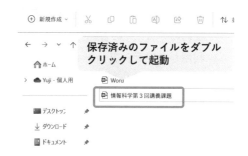

＜ Word 上から既存のファイルを開く場合＞

　こちらは Word をすでに起動している状態であることが求められるが、次の手順で既存のファ
イルを開くことができる。

① 画面左上のリボンの【ファイル】を選択する。

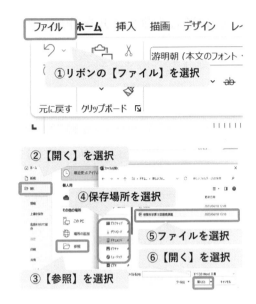

② メニューバーの【開く】を選択する。
③ フォルダの場所を指定するために【参照】を選択する。
④ 保存してあるフォルダの場所を選択する。
⑤ 開きたいファイル名を選択する。
⑥ 最後に【開く】をクリックすると保存済みのWord ファイルを開くことができる。

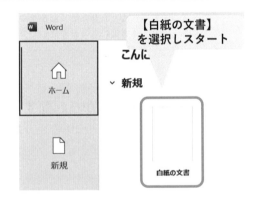

6.2.2　Word ファイルの新規作成方法　【 365・2021/2019/ 無料 Web 版 共通 】

まっさらな状態から文書作成を始めたい場合、起動した画面にある【白紙の文書】を選択すると、装飾等が何もなされていない状態で編集を始めることができる。

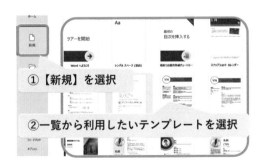

<装飾されたテンプレートを使用する場合>
① 左側のメニューの【新規】を選択する。
② 利用したいテンプレートを一覧から選択することで、テンプレートを利用した編集を行うことができる。

なお、テンプレートは様々な種類が用意されており、目的のものが表示されていない場合は、オンラインでテンプレートの検索を行うことができる。

6.2.3　Word ファイルの保存方法　【365・2021/2019/ 無料 Web 版 共通 】

　ファイルを保存する際には下記の手順もしくは【Shift ＋ S】のショートカットキーを利用して実行する。ショートカットキーを用いる場合、一度も保存したことが無い新たなファイルの場合は下記手順④の【名前を付けて保存】の画面からの作業となり、一度保存したことのあるファイルの場合は上書き保存される。

① リボンの【ファイル】を選択する。
② 左側のメニューバー内の【名前を付けて保存】を選択する。
③ 【参照】を選択する。
④ 保存したい場所を選択する。
⑤ 名前を付ける。
⑥ ファイルの種類を選択する。
⑦ 【保存(S)】を選択して完了となる。

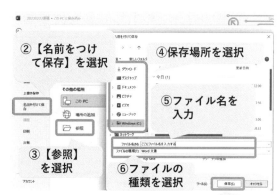

CHECK!!

通常は【Word 文書（拡張子は .docx）】の形式で保存を行うが、課題の提出方法に指定がある場合は指示どおりにする。また、フォントやレイアウトを崩したくない場合は、ファイルの種類を【PDF】に変更して保存するとよい。

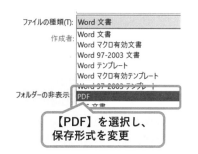

　Microsoft 365 や Microsoft Office 2021 では、保存が完了した場合、リボンに保存が完了した旨が表示される仕様となったため、現在の保存状況を確認したい場合はリボン上部を確認するとよい。

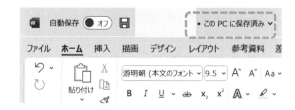

6.2.4　Word ファイルの自動保存

（1）アプリケーションでの自動回復用ファイルの保存　【365・2021/2019 共通 】

　Word をはじめとする Microsoft Office で作成するデータは一定時間ごとに自動保存がされる仕様となっている。これはユーザが保存する前に、アプリケーションがフリーズして操作不能になったり強制終了されたりする場合に備えた機能である。初期設定では 10 分ごとに保存がなされる設定となっている。

　設定時間および自動回復用ファイルの保存場所の確認をするには【ファイル】→【その他】→【オプション】→【保存】と進み、下記の画面を表示させる。初期設定では 10 分となっているため、時間の変更を行う場合は数値の変更を行い下部にある【OK】を選択すると設定変更が完了する。

　自動回復用ファイルを探したい場合は、【自動回復用ファイルの場所（R）】の横に記載されている【例　C：¥Users¥ユーザ名¥AppData¥Roaming¥Microsoft¥Word¥】（※アドレスはユーザごとで異なるため自身のコンピュータで要確認）をエクスプローラーのアドレス欄に貼り付けると、フォルダ内にファイル名が付いたフォルダが格納されており、その中に自動回復用ファイルが保存されている。

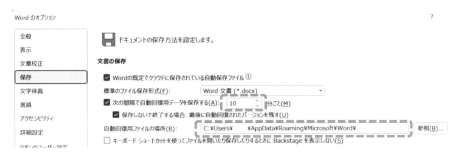

　自動回復用ファイルから作業内容を復元することが可能であるが、前回の自動保存から設定時間内（初期設定の場合は 10 分以内）にアプリケーションが終了した場合、その間の作業内容が保存されないため注意が必要となる。また、フリーズした時や強制終了の状況によっては自動回復用ファイルが生成されていない場合もあるため、作業中はこまめに保存することで自身の作業内容を確実に守ることができる。

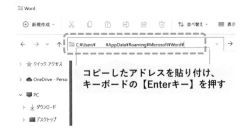

コピーしたアドレスを貼り付け、キーボードの【Enterキー】を押す

（2）Microsoft 365、Microsoft Office 2021 での自動保存

　Microsoft 365 と Microsoft Office 2021 ではファイルを One Drive に保存している場合、数秒おきに自動保存される自動保存機能を使用することができる。リボン左上に自動保存の【オン/オフ】が表示されるため、自動保存を利用する場合はこれを【オン】にする。

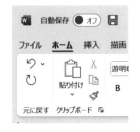

CHECK!!

　本項では Microsoft Word を例に操作方法の説明を行っているが、Microsoft Excel および Microsoft PowerPoint においても基本操作方法は共通している。それぞれのアプリケーションの操作を通して、Microsoft Office の操作に慣れてほしい。

6.2.5

Word の基本画面説明
【 2019 以前のバージョンおよび無料 Web 版では異なる表示あり 】

Microsoft 365 での画面構成を説明する。なお、古いバージョンと異なる箇所については別途解説する。

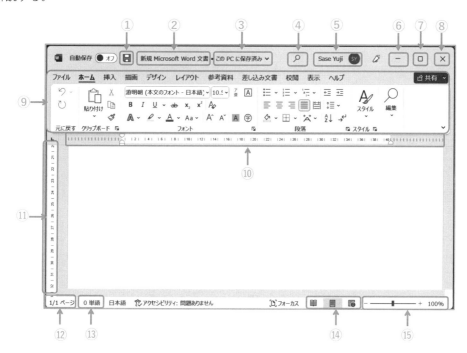

① **上書き保存**
☞ここをクリックすることで、ファイルの上書き保存が実行される。

② **ファイル名**
☞現在開いているファイルのファイル名が表示される。

③ **現在の状態の保存の有無**(Microsoft 365・Microsoft Office 2021 からの機能)
☞現在の状態が保存済みの場合は、「この PC に保存済み」と表示される。

④ **検索バー**
☞文書内のテキストや行いたいアクション、ヘルプなどを検索できる。

⑤ **Microsoft アカウントのユーザ名**
☞ログインしているユーザ名が表示される。

⑥ **画面の最小化ボタン**
☞ Word の画面を最小化(Windows のタスクバーに格納)することができる。

⑦ **画面の最大化/元の大きさに戻すボタン**
☞ Word の画面を最大化もしくは自身で設定した大きさに表示することができる。

⑧ **画面を閉じるボタン**
☞ Word の画面を閉じることができる。現在の状態が保存されていない場合は、保存をするかどうかのアラートが表示される。

⑨ **リボン**
☞各機能が集約されており、機能ごとにタブで分類されている。

⑩ **水平ルーラー**
　☞左右の余白の設定、文字の左端・右端の設定、タブマーカーの使用を行うことができる。

⑪ **垂直ルーラー**
　☞上下の余白の設定を行うことができる。

⑫ **ページ数**
　☞文書全体のページ数および現在選択しているページ数が表示される。

⑬ **文字数カウント**
　☞文書全体の文字数および一部の文字を選択した場合は選択した分の文字数が表示される。

⑭ **表示モード選択**
　☞閲覧モード、印刷レイアウト、Web レイアウトの変更ができる。

⑮ **ズームバー**
　☞表示倍率を変更することができる。

リボンの表示変更

　複数の学生が使用する実習環境では、前に使用していた学生が設定変更を行うことにより、自身が普段使い慣れた環境と異なっている場合がある。特に、Microsoft Office におけるリボン表示はよくある困りごとの 1 つなので本項で設定方法を覚えてほしい。

　リボンの表示設定は Microsoft 365/Microsoft Office 2021 と Microsoft Office 2019 以前のもので異なるため、それぞれのバージョンに合わせた設定方法を以下にて解説する。

（1）Microsoft 365/Microsoft Office 2021 の場合

① 通常は下記の状態で、リボンが常に表示される状態となっているが、この状態でリボンを折りたたみたい場合、青の枠線で囲まれたエリアにて右クリックする。

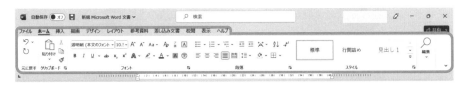

② 右クリックすると、右図のメニューが表示され、リボンを折りたたむ場合は【リボンを折りたたむ（N）】を選択する。

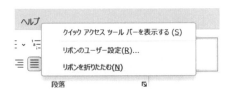

③ リボンが折りたたまれた状態が下図である。この状態から再度リボンを表示させたい場合は、②の手順を行い、【リボンを折りたたむ（N）】のチェックを外すと①の状態に戻すことができる。

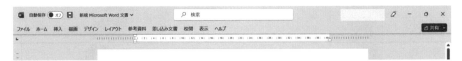

（2）Microsoft 365/Microsoft Office 2019 以前のバージョンの場合

① こちらのバージョンでも通常状態では下図のような表示であるが、リボンの設定は青枠で
囲まれた【リボンの選択オプション】を選択することで変更ができる。

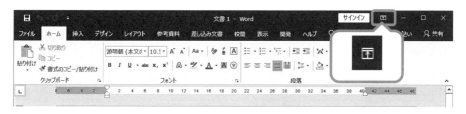

② 【リボンの選択オプション】では3つの表示方法を選択することができる。

- リボンを自動的に非表示にする
  ☞全体が隠れる設定となり、上部をクリックすることでリボンが一時的に表示される。
- タブの表示
  ☞「ファイル」「ホーム」等の文字だけが表示され、クリックすることでリボン全体が表示される。
- タブとコマンドの表示
  ☞リボンが常に表示される通常モードでの表示方法である。

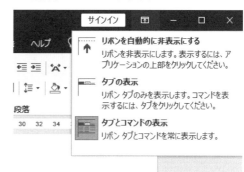

6.2.6 Wordファイルの印刷方法
【 無料 Web 版では直接印刷ではなく PDF 化する操作となる 】

作成したファイルを印刷する基本的な手順を以下に示す。

① リボンの【ファイル】を選択する。
② 左側にあるメニューより【印刷】を選択する。
③ 印刷部数を入力する。
④ 使用するプリンタを選択する。
⑤ 印刷するページの範囲を選択する。すべてを印刷する場合は設定変更する必要はないが、特定のページのみ印刷する場合は、ページ数を入力する（例　2ページ～9ページを印刷する場合：2-9）。
⑥ 片面印刷/両面印刷を選択する。※両面印刷に対応していないプリンタの場合は両面印刷を選択することはできない。
⑦ 複数部数印刷する場合の印刷パターンを選択する。
⑧ 用紙の方向および用紙のサイズを選択する。
⑨ 1枚の紙に印刷するページ数を選択する。※2ページ/枚とした場合、1枚の紙にWord

　　ファイル 2 ページ分がまとめて印刷される。

⑩ 設定終了後、【印刷】ボタンを選択すると、プリンタから紙が出力される。

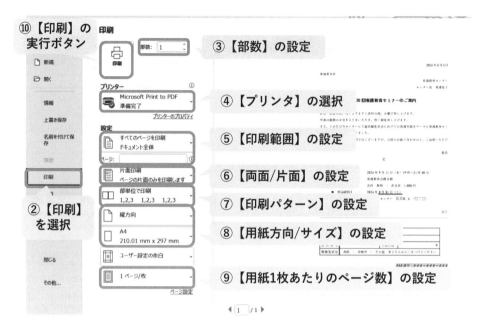

6.2.7 Wordでの文書作成基礎

　実際の文書作成を通して、Wordの操作方法を学んでいく。今回作成する文書は下記の文書とし、解説に沿って1）～19）の編集を行い文書を完成させる。

2024年5月吉日

参加者各位

看護教育センター
センター長　看護花子

第20回看護教育セミナーのご案内

　拝啓　初夏の候、時下ますますご清祥の段、お慶び申し上げます。平素は格別のお引き立てをいただき、厚く御礼申し上げます。

　さて、このたび当センターにて超高齢化社会に向けての看護実践をテーマに看護教育セミナーを開催することとなりました。

　ご多用中のところ誠に恐縮ではございますが、万障のお繰り合わせの上、ご出席いただければ幸いに存じます。

敬具

記

- ■　日　　　時　：　2024年9月11日（水）19時～21時30分
- ■　開催場所　：　看護教育会館3階
- ■　参　加　費　：　会員　無料　/　非会員　1,000円
- ■　申込締切日　：　<u>2024年8月31日（土）</u>
- ■　問合わせ先　：　看護教育センター　長万部　太一（電話対応時間 平日9～18時）

以上

以下ご記入の上 FAX にて 返送をお願い申し上げます。

御　所　属			
御　氏　名			
会　員　番　号		卒後年数	年
勤務先区分	病院　/　診療所　/　その他　※どちらかに○をつけてください		

FAX番号：000-000-000

1）ページ設定

19）ヘッダー

2024 年 5 月吉日

参加者各位

2）敬称

3）文字揃え

看護教育センター

センター長　看護花子

4）文字揃え・文字装飾

第 20 回看護教育セミナーのご案内

5）頭語・結語　　6）あいさつ文

拝啓　初夏の候、時下ますますご清祥の段、お慶び申し上げます。平素は格別のお引き立てをいただき、厚く御礼申し上げます。

さて、このたび当センターにて超高齢化社会に向けての看護実践をテーマに看護教育セミナーを開催することとなりました。

ご多用中のところ誠に恐縮ではございますが、万障のお繰り合わせの上、ご出席いただければ幸いに存じます。

7）記・以上

記

敬具

5）頭語・結語

8）箇条書き

9）インデント

■ 日　　　時	：	2024 年 9 月 11 日（水）19 時〜21 時 30 分
■ 開催場所	：	看護教育会館 3 階
■ 参加費	：	会員　無料　/　非会員　1,000 円
■ 申込締切日	：	2024 年 8 月 31 日（土）
■ 問合わせ先	：	看護教育センター　長万部　太一

12）割注

（電話対応時間）（平日 9〜18 時）

10）均等割り付け　　11）ルビ　　7）記・以上

以上

13）水平線

14）表作成

以下ご記入の上 FAX にて返送をお願い申し上げます。

15）セルの結合

御　所　属			
御　氏　名			
会　員　番　号		卒後年数	年
勤務先区分	病院　/　診療所　/　その他　※どちらかに〇をつけてください		

17）罫線変更　　16）罫線移動

18）セルの塗りつぶし

FAX 番号：０００−０００−０００

(1) ページ設定　【 365・2021/2019/ 共通　※無料 Web 版では余白設定のみ可 】

　Word で文書を作成する際、初期設定のままで作成する場合も多いが、余白や 1 行の文字数、1 ページの行数を指定される場合もある。その場合は文書の作成前にページ設定を行うことで、レイアウト崩れ等を防ぐことができる。

① リボンの【レイアウト】→【ページ設定】の
　右下にある ◪ を選択する。

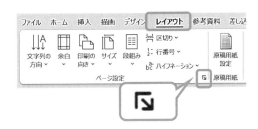

② 【余白】のタブを選択し、余白の数値を変
　更する。

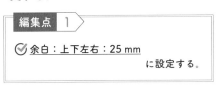

編集点 1

☑ 余白：上下左右：25 mm
　　　　　　　　　　　に設定する。

③ 【文字数と行数】のタブを選択し、【文字数
　と行数を指定する（H）】を選択後、文字数
　と行数数値を入力する。

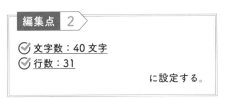

編集点 2

☑ 文字数：40 文字
☑ 行数：31
　　　　　　　　　　　に設定する。

　余白と文字数・行数の両方を設定する場
合は必ず余白から設定するのが望ましい。
文字数と行数を入力後に余白の値を変更
すると、はじめに入力した文字数・行数
の値が変わってしまうため、再度の文字
数・行数の指定が必要となってしまう。

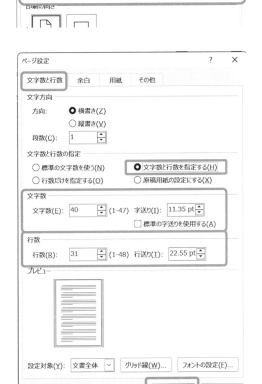

（2）本文入力における注意点
【日本語入力の方法】

　コンピュータで文字を入力する際、半角および全角の設定がある。半角は数字・アルファベッ
ト・記号・半角カナの入力が可能であるが、かな・漢字等を入力したい場合は全角での入力が必
要である。半角/全角の切り替えはキーボード左上の【半角/全角】を押すか、キーボードの下部中
央の【変換】もしくは【ひらがな】を押すことで全角に切り替えができ、日本語の入力ができるよう
になる。

【挿入モード/上書きモード】

　Word で文字を入力する際、挿入モードと上書きモードの２種の入力方法が存在しており、気が付かないうちにモードの切り替えが行われて、自身が思っていた入力ができないといったトラブルが生じがちである。そのため、Word を使用するうえでは挿入モードと上書きモードの違いを必ず把握しなければならない。

　文字を順番に入力する分には挿入モード/上書きモードの両者に大きな違いは見られないが、文章の間に別な文言を入れたり、文中を編集したりする際にモードの違いが顕著に表れる。

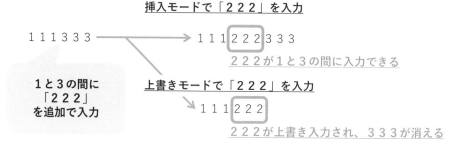

　通常は挿入モードとなっているが、キーボード上の【Insert】を押すことで上書きモードに切り替わるため、上記のような入力方法になった場合は、焦らずに【Insert】をもう一度押すことで挿入モードへの切り替えを行うことができる。

※キーボード上では【Enter】と【Insert】の配置位置が近いことが多いため、【Enter】を押した際に誤って【Insert】も押してしまい、知らぬうちに上書きモードになっていることが多い。

【読み方がわからない漢字および変換されない漢字の入力方法】

　文書の入力中に読み方がわからない漢字や読み方がわかるものの変換がうまくできない漢字に出会った場合、IME パッドを用いることで簡単に入力を行うことができる。

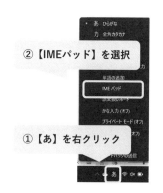

＜ IME パッドの使用方法＞

　入力したい箇所にカーソルを合わせた状態で、以下のように操作する。

① タスクバーにある【あ】を右クリックする。
② 表示されるメニューから【IME パッド】を選択する。
③ IME パッドが表示されたら、マウスを用いて手書きで入力したい漢字を描写する。
④ 描写後、候補が表示されるため入力したい漢字をクリックすると Word の文書中に漢字が入力される。なお、入力した漢字にマウスのポインタを合わせると読み方も表示される。

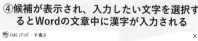

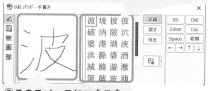

【スペースの表記】 【無料Web版は機能なし】

　空白を設けたい場合、キーボードの【スペースキー】を押すことで空白を作ることができるが、設定によっては空白箇所に【□】が出てくる場合がある。【□】の表示の有無は上記の注意点を頭に入れ、本文の入力を行っていく。まず、下記の文書を入力していく。なお、【■】であらわしている箇所は改行を意味し、実際には入力する必要はない。また、【□】は編集時のみ表示されるものであり、印刷時には【□】は印刷されない。

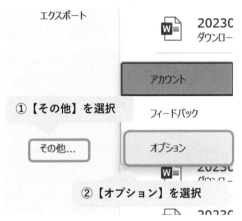

① リボンの【ファイル】→【その他】を選択する。
② 【その他】の中に表示される【オプション】を選択する。

③ オプション内の【表示】を選択する。
④ 常に画面に表示する変数記号の中にある【スペース】にチェックを入れる。
　※チェックが入っている場合はスペースを入れたところに【□】が表示され、チェックが入っていない場合は空白の表示となる。

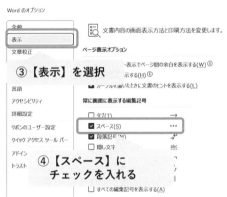

(3) 文字装飾と文字揃え 【無料Web版一部機能なし】

① 右記の文章を入力する。※本書にて【■】は改行位置を、【□】はスペースを表すため入力の必要はない。

　敬称の「様」「御中」「各位」は第5章で扱った内容のため、忘れていた場合はP.101を再度確認しよう。

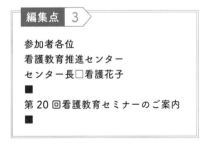

② 次いで、文字揃えを実施する。文字揃えは【左揃え】【中央揃え】【右揃え】【両端揃え】があり、「看護教育推進センター」「センター長□看護花子」の行にカーソルを合わせ【右揃え】を

選択、「第 20 回看護教育セミナーのご案内」の行にカーソルを合わせて【中央揃え】を選択する。

☞【左 揃 え】：行の先頭を左端に合わせる。

☞【中央揃え】：文字列を左右均等に中央に配置する。

☞【右 揃 え】：文字列の最後尾を右端に合わせる。

☞【両端揃え】：文書の端をきれいに揃えることができる。

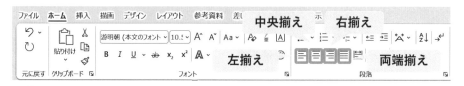

CHECK!!

　文字揃えを行う際には、必ず上記の機能を使うようにしよう。スペースを連打してずらす例がたまにみられるが、手間がかかるとともに微妙なずれが発生したり、編集の際に上手く揃えられなかったりする。文字揃えはワンクリックで済む作業であり、基本的な作業の 1 つのため必ずできるようになってもらいたい。

③ 次いで、文字の装飾を実施する。文字装飾を実施する際には、装飾を施したい文字列を選択した状態で、リボンの各ボタンを選択する。

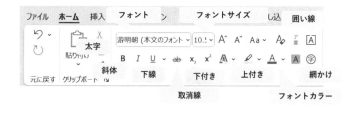

【例：看護師国家試験】を文字装飾

（ア）フォント：**看護師国家試験**　※ HGP 創英角ゴシック UB に設定

（イ）フォントサイズ：看護師国家試験　※ 12 ポイントに設定

（ウ）太字　　：**看護師国家試験**

（エ）斜体　　：*看護師国家試験*

（オ）下線　　：看護師国家試験
　　　　　　　　　　　　※ 1 本下線

（カ）取消線　：~~看護師国家試験~~

（キ）下付き　：看護師国家試験

（ク）上付き　：看護師国家試験

（ケ）網かけ　：看護師国家試験

（コ）囲い線　：看護師国家試験

編集点　4

「第 20 回看護教育セミナーのご案内」
✓ フォント：MS ゴシック
✓ フォントサイズ：14 ポイント
✓ 装飾：太字
　　　　　　　　　　　　に設定する。

Microsoft Office では Word と Excel のみ下線が複数種類用意されている。Word では下線ボタンの横の【▼】をクリックすると二重線、太線、破線、波線等を選択することができる。Excel は下線と二重線の2種から選択できる。

（4）頭語と結語の入力 【無料 Web 版機能なし】

手紙やはがきを書き始める際に、最初に書く言葉を頭語、頭語とセットで文章の最後を締める言葉を結語と呼ぶ。頭語と結語はペアで用い、下記の組み合わせで使用する。

拝啓

「拝啓」「謹啓」を入力後【Enterキー】を押す

「敬具」「謹白」が自動的に入力される

敬具

☞拝啓　敬具
☞謹啓　謹白

Word でこれらを入力する場合、「拝啓」「謹啓」を入力後、【Enter キー】を押すと自動的に「敬具」「謹白」が入力される。

編集点　5

「拝啓」を入力後、【Enter キー】を押して「敬具」を表示させる

（5）あいさつ文の入力 【無料 Web 版機能なし】

頭語の入力後、季節・月に応じたあいさつ文を書くのが一般的である。このあいさつ文の例文は Word 内に収録されており、リストから選択し組み合わせるだけで簡単に入力することができる。

＜あいさつ文の入力方法＞

① 上記で入力した「拝啓」の後ろにカーソルを合わせ、リボンの【挿入】を選択する。

② 【あいさつ文】→【あいさつ文の挿入】を選択する。

③ 【月】を選択する。

④ 月ごとに用意された【あいさつ文】を選択する。

⑤ 【安否のあいさつ】を選択する。

⑥ 【感謝のあいさつ】を選択する。

⑦ 【OK】を選択するとあいさつ文の挿入が完了する。

①リボンの【挿入】を選択

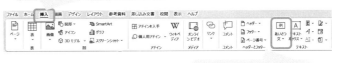

②【あいさつ文】を選択

③【月】を選択　⑤【安否のあいさつ】を選択

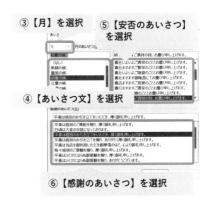

④【あいさつ文】を選択

⑥【感謝のあいさつ】を選択

編集点　6

- ☑ 月：5 月
- ☑ あいさつ文：「初夏の候、」
- ☑ 安否のあいさつ：「時下ますますご清祥の段、お慶び申し上げます。」
- ☑ 感謝のあいさつ：「平素は格別のお引き立てをいただき、厚く御礼申し上げます。」

を選択し、「拝啓」の後に挿入する。

編集点　7

あいさつ文の挿入後、下記の文書を入力する。

　さて、このたび当センターにて超高齢化社会に向けての看護実践をテーマに看護教育セミナーを開催することとなりました。
　ご多用中のところ誠に恐縮ではございますが、万障のお繰り合わせの上、ご出席いただければ幸いに存じます。

（6）記・以上の入力　【無料 Web 版機能なし】

　文書の中で要件を示す際、簡潔にわかりやすく表現することが求められる。簡潔に表現する際に用いられるのは「記」と「以上」の組み合わせである。「記」と「以上」の入力は、頭語・結語と同様に、「記」を入力し、【Enter キー】を押すと、「記」は自動的に中央揃えに変更され、「以上」も右揃えの状態で自動的に入力される。

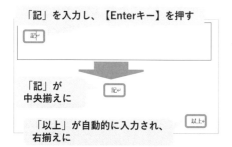

編集点　8

「記」を入力後、【Enter キー】を押して「以上」を表示させる

（7）箇条書き・段落番号　【全 Ver 共通】

　項目ごとにわかりやすく表示したりリスト化したりするために用いるのが箇条書き・段落番号・アウトラインである。それぞれの使用方法を下記にて解説する。

＜箇条書きのつけ方＞

① リボンの【ホーム】にある ≔ を選択する。
② 先頭のマークを変更したい場合は ≔ の隣にある▼を選択し、別なマークを選択する。

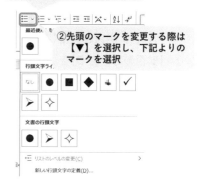

①【箇条書き】を使用する際はここを選択

②先頭のマークを変更する際は【▼】を選択し、下記よりのマークを選択

③ マークが表示されたら、文字入力し、【Enter キー】を押すと次の行に再び箇条書きのマークが出てくる。

④ 次の行にマークが表示後、【Tab キー】を押すと、1 マスずれた状態で入力ができ、箇条書きのマークも自動で変更される（1 レベル下がった状態）。

⑤ 1 段下がった状態のマークで【Shift キー＋ Tab キー】を押すと、1 マス戻った状態での入力ができる（元のレベルに戻った状態）。

- 1 行目
- 2 行目
  - ➢ 3 行目
- 4 行目
  - ➢ 5 行目
    - ◇ 6 行目
- 7 行目

③【Enterキー】を押すと、次の行にも箇条書きが生成される

④箇条書きが生成されたのち、【Tabキー】を押すと1レベル下がった箇条書きとなる

⑤箇条書きが生成されたのち、【Shift+Tabキー】を押すと1レベル上がった箇条書きに戻る

編集点　9

　箇条書きを選択後、下記の文章の入力を行う。1 行目の「…30 分」を入力後、Enter キーを押すと 2 行目の箇条書きマークが自動的に出現する。

✅ 日時：2024 年 9 月 11 日（水）19 時〜 21 時 30 分
✅ 開催場所：看護教育会館 3 階
✅ 参加費：会員　無料　/　非会員　1,000 円
✅ 申込締切日：2024 年 8 月 31 日（土）
✅ 問合わせ先：看護教育センター　長万部太一

【段落番号】　【 全 Ver 共通 】

　箇条書きの右横にあるマークを選択すると、段落番号を出現させることができる。箇条書きの場合は、Enter キーを押して改行すると、2 行目以降に同じマークが出現したが、段落番号の場合は、1 行目を「1. 」とした場合、Enter キーでの改行後は「2. 」「3. 」と自動的に番号が増えていく。

　なお、開始番号の数値を変更したい場合は、【段落番号】横の【▼】→【番号の選択】→【開始番号】の数値を変更の手順で番号の変更を行うことができる。

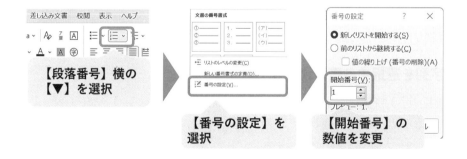

【段落番号】横の【▼】を選択　→　【番号の設定】を選択　→　【開始番号】の数値を変更

（8）均等割り付け　【無料 Web 版機能なし】

　箇条書き等で複数の項目を書く際、単語の右端を揃えると統一感が出る。これを行う機能が均等割り付けである。下記では、複数項目を書く中で、一番多い文字数に合わせて均等割付の設定を行う。

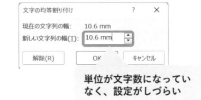

均等割付	
実施前	実施後
日時↵	日　　時↵
開催場所↵	開　催　場　所↵
参加費↵	参　　加　　費↵
単語の右端が不揃いな状態	単語の右端が揃った状態

参考）文字数を入力する際に、単位が「字」ではなく「mm」となっている場合の変更方法

　右図のような表記の場合、均等割り付けを行うことが難しい。単位を「字」にする場合は、下記の方法を参考に実施願いたい。

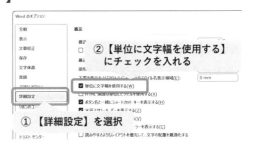

文字の均等割り付け

現在の文字列の幅：　10.6 mm
新しい文字列の幅(T)：　10.6 mm

解除(R)　　OK　　キャンセル

単位が文字数になっていなく、設定がしづらい

＜単位の変更方法＞【無料 Web 版機能なし】

① リボンの【ファイル】→【その他】→【オプション】と進み、メニュー内にある【詳細設定】を選択する。
② 【単位に文字幅を使用する】にチェックを入れる。

Word のオプション

② 【単位に文字幅を使用する】にチェックを入れる

☑ 単位に文字幅を使用する(W)

① 【詳細設定】を選択

＜均等割り付けの実施方法＞

① 均等割り付けを行いたい文字列を選択する。

参考）文字列を選択する際の注意点

　均等割り付けを行いたい文字列を選択する際には右図のように【↵】を選択しないようにしなければならない。【↵】を選択した状態になってしまった場合は【Shift キー＋方向キー】で【↵】を選択から外すことで、正しく均等割り付けを行うことができる。

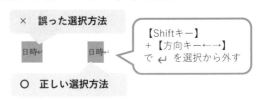

× 誤った選択方法

日時↵　　　日時↵

○ 正しい選択方法

【Shift キー】
＋【方向キー←→】
で ↵ を選択から外す

② リボンの【均等割り付け】を選択する。

③ 新しい文字列の幅に均等割り付けに使用する文字列を入力し、OK を選択すると均等割り付けが完了する。

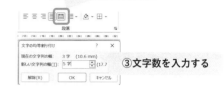

②リボンの【均等割り付け】を選択する

③文字数を入力する

> **編集点 10**
>
> 先ほど入力した箇条書きの項目のうち、「日時」「開催場所」「参加費」の 3 項目の文字幅をそれぞれ【5 文字】で均等割り付けを行う。

(9) インデント 【全 Ver 共通】

行の開始位置を左右にずらす機能をインデントと呼ぶ。インデントを使用することで、2 行目以降の文字列の開始位置を合わせて変更することが可能となる。箇条書き、段落番号の開始位置も変更することができる。

インデント設定前

第五条　この法律において「看護師」とは、厚生労働大臣の免許を受けて、傷病者若しくはじよく婦に対する療養上の世話又は診療の補助を行うことを業とする者をいう。

インデント設定後

第五条　この法律において「看護師」とは、厚生労働大臣の免許を受けて、傷病者若しくはじよく婦に対する療養上の世話又は診療の補助を行うことを業とする者をいう。

先頭および2行目の開始位置もずらすことができる

＜インデントの設定方法＞

① 開始位置を左にずらしたい場合はリボンのホーム内にある【インデントを減らす】を選択する。

② 開始位置を右にずらしたい場合はリボンのホーム内にある【インデントを増やす】を選択する。

①開始位置を左にずらしたい場合はここを選択【インデントを減らす】という

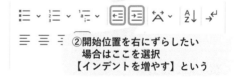

②開始位置を右にずらしたい場合はここを選択【インデントを増やす】という

> **編集点 11**
>
> ☑ 箇条書きとして入力した「日時」〜「長万部太一」までをすべて選択する。
> ☑ 【インデントを増やす】を 3 回程度クリックして、開始位置を右にずらす。
> ※【インデントを増やす】によってずれる位置幅はコンピュータによって異なることがあるため、見本と同じになるようにクリック回数で調整する。
> 　　　　　　　　以上を行い箇条書き項目の開始位置を右にずらす（インデントを増やす）。

(10) ルビ 【 無料 Web 版機能なし 】

　読み方が難しい漢字等の読み方を付記するのがルビである。強調したい際に用いる傍点にも用いることができる。

＜ルビをつける方法＞

① ルビをつけたい文字列を選択後、リボン内の【ホーム】→【フォント】→【ルビ】を選択

② 読み方を入力し OK を選択して完了

　※ルビを使用する場合、単語単位で入力するのか文字単位で入力するのかを選択することができる。文字単位でルビを使用する場合は、【文字単位】を選択し、単語ごとに読み方を入力するとよい。

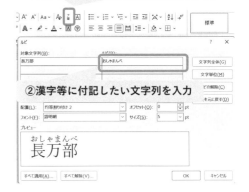

①リボンの【ホーム】→
【フォント】→【ルビ】を選択

②漢字等に付記したい文字列を入力

編集点 12

☑ 箇条書きとして入力した「長万部」に、読み方である「おしゃまんべ」をルビとして入力する。
※「長万部」は北海道にある町のひとつであり、倶知安町、興部村などと並んで難読地名として登場する地名の１つである。

---

(11) 割注 【 無料 Web 版機能なし 】

　1 行の中に、設定フォントサイズよりも小さいフォントサイズで、括弧書きにて 2 列で文字列および文章を記載する方法が割注である。また、括弧をつけない記載も可能である。

太一$\left(\begin{array}{l}電話対応時間\\平日 9 \sim 18 時\end{array}\right)$

＜割注のつけ方＞

① 割注を入力したい箇所にカーソルを合わせる。この時点で入力したい文字列を入力する必要はない。

② リボンの【ホーム】→【段落】→【拡張書式】を選択する。

③ 【拡張書式】の中にある【割注】を選択する。

②【拡張書式】を選択する

縦中横(I)...
組み文字(M)...
割注(W)...
段落
|12| |14| |16| |18| |20| |22| |24|
字の均等割り付け(I)...

③【割注】を選択する　　縮小(C)

④ 【対象文字列】の欄に入力したい文字列を入力
する。

⑤ 括弧で囲む場合は、チェック欄にチェックを
入れる。

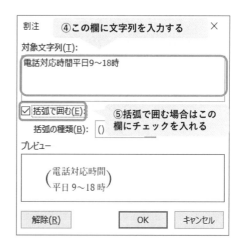

④この欄に文字列を入力する

⑤括弧で囲む場合はこの欄にチェックを入れる

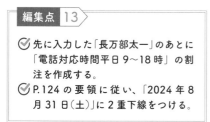

編集点 13

☑ 先に入力した「長万部太一」のあとに「電話対応時間平日 9〜18 時」の割注を作成する。

☑ P.124 の要領に従い、「2024 年 8 月 31 日（土）」に 2 重下線をつける。

（12）水平線の入力　【無料 Web 版機能なし】

文章の内容を区切ったり区別をしたりする際に水平線を用いることで、内容の変化を明示することができる。

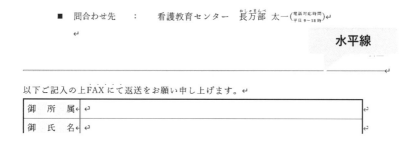

<水平線の挿入方法>
① 水平線を挿入したい行にカーソルを合わせる。
② リボンの【ホーム】→【段落】→【罫線横の▼】を選択する。
③ 【水平線】を選択して挿入する。

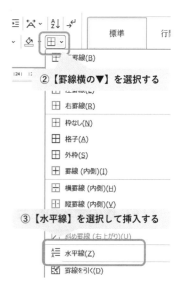

②【罫線横の▼】を選択する

③【水平線】を選択して挿入する

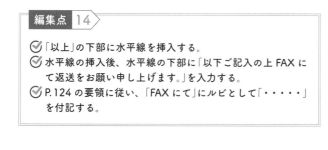

編集点 14

☑ 「以上」の下部に水平線を挿入する。

☑ 水平線の挿入後、水平線の下部に「以下ご記入の上 FAX にて返送をお願い申し上げます。」を入力する。

☑ P.124 の要領に従い、「FAX にて」にルビとして「・・・・・」を付記する。

（13）表の挿入　【全 Ver 共通】

後述する表計算ソフトの Microsoft Excel だけでなく、Microsoft Word および Microsoft

PowerPoint にも表を挿入することができる。表を用いることで、内容をわかりやすく明示することもできる。

　表は下のように縦の並びを行、横の並びを列と呼ぶ。下表は 3 行 × 4 列の表である。

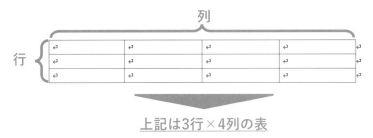

<u>上記は3行×4列の表</u>

＜表の挿入方法＞

① リボンの【挿入】を選択する。

② 【挿入】内にある【表】を選択する。

③ 作成したい表の行数と列数を選択する。

④ 行数が 9 行以上もしくは列数が 11 列以上の表を作成したい場合は、【表の挿入】を選択する。

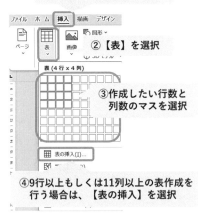

⑤ 任意の行数・列数を入力し、OK を押すと表の挿入が完了する。

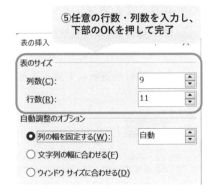

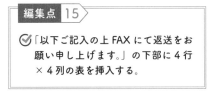

編集点 15
✓「以下ご記入の上 FAX にて返送をお願い申し上げます。」の下部に 4 行× 4 列の表を挿入する。

∵ （14）表のセルの結合・分割 【全 Ver 共通】

　表のマスをセルと呼び、2 つ以上のセルを一緒にすることを【セルの結合】、1 つのセルを 2 つ以上に分けることを【セルの分割】と呼ぶ。セルの結合および分割を行うことで、様々なレイアウトの表を作成することができる。

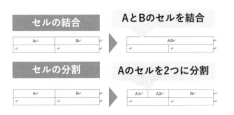

＜セルの結合方法＞

① セルの結合を行いたいセルを複数選択する。

①結合したいセルを複数選択

② 表を選択した状態で、リボンの【レイアウト】
→【結合】→【セルの結合】を選択すると結合
が完了する。

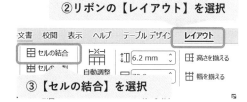

②リボンの【レイアウト】を選択

文書　校閲　表示　ヘルプ　テーブル デザイン　**レイアウト**

セルの結合

セル(　)　　　　　自動調整　　6.2 mm

高さを揃える
幅を揃える

③【セルの結合】を選択

編集点 16

☑ 先ほど挿入した4行×4列の表を下記の要領に従ってセルの結合を実施する。
☑ 見本に従い、該当するセルに文字の入力を行う。

↵	↵	↵ **セルの結合**	↵
↵	↵	↵ **セルの結合**	↵
↵	↵	↵	↵
↵	↵	↵ **セルの結合**	↵

御所属↵	↵		
御氏名↵	↵		
会員番号↵	↵	卒後年数↵	年↵
勤務先区分↵	病院　／　診療所　／　その他　※どちらかに○をつけてください↵		

（15）罫線の移動

　表の枠線を罫線と呼ぶ。罫線を移動する際、1行分の罫線を移動させる場合と、表全体の罫線を移動させる場合とで方法が異なるため、両方の理解が必要となる。

＜表全体の罫線を移動する方法＞　【 全 Ver 共通 】

① 適当なセルをクリックする。
② 移動させたい罫線にカーソルを合
わせ、╂ が表示された状態で罫線
をドラッグしながら移動させたい
方向にマウスを動かして罫線の位
置を移動させる。

②移動させたい罫線にカーソルを合わせ ↔ を表示
させ、クリックしながら移動したい方向にマウス
を動かす

御所属↵	↵		
御氏名↵	↵		
会員番号↵	↵	卒後年数↵	年↵
勤務先区分↵	病院　／　診療所　／　その他　※どちらかに○をつけてください↵		

①適当なセルをワンクリック

＜特定の行の罫線を移動する方法＞ 【無料 Web 版機能なし】

① 罫線を移動させたい行全体を選択する。

② 移動させたい行の罫線にカーソルを合わせ、＋ が表示された状態で罫線をドラッグしながら移動させたい方向にマウスを動かして罫線の位置を移動させる。

③ ①で選択した特定の行の罫線だけが移動できる。

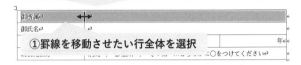

②移動させたい罫線にカーソルを合わせ ↔ を表示させ、クリックしながら移動したい方向にマウスを動かす

①罫線を移動させたい行全体を選択

③選択した行の罫線だけが移動できる

編集点 17

✓ 見本に沿って、1 列目の罫線を「勤務先区分」の文字列が 1 行に収まる幅まで狭める。

✓ 合わせて、「御所属」〜「勤務先区分」までの 1 列を選択し、P.132 で扱った均等割り付けのボタンを選択する。

⋰ （16）罫線の変更方法、消し方 【無料 Web 版機能なし】

各罫線は太さを変更したり色を変えたり線種を変更したり、もしくは不要な線を削除することもできる。

＜罫線の変更方法①リボンのホームから＞ 【無料 Web 版のみ一部機能なし】

① 罫線を変更したいセルを選択する。

② リボンの【ホーム】→【段落】→【罫線横の▼】を選択する。

③ 選択したセルに対して引きたい位置の罫線を選択する。

④ 自由に罫線を引きたい場合は、【罫線を引く】を選択する。

⑤ 筆のアイコンが出てくるため、引きたい位置の罫線に筆先を合わせてクリックすると、罫線を引くことができる。

⑥ 罫線が引かれていない場所で罫線を引くと、セルを分割することも可能である。

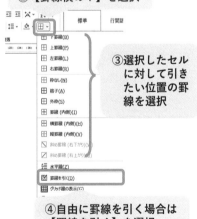

②【罫線横の▼】を選択

③選択したセルに対して引きたい位置の罫線を選択

④自由に罫線を引く場合は【罫線を引く】を選択

＜罫線の変更方法②リボンのテーブルデザインから＞　【全 Ver 共通】

① 編集したい表をクリックする。

② リボンの【テーブルデザイン】を選択する。

③ 【飾り枠】内にある【線種】と【太さ】と【線色】を選択する。

④ 筆が出てくるため、変更したい罫線に筆先を合わせてクリックする。クリックした状態で上下左右にマウスを動かすと、変更する線が太く表示されるため参考にすることができる。

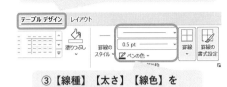

②リボンの【テーブルデザイン】を選択

③【線種】【太さ】【線色】を
それぞれ選択

＜罫線の削除方法＞　【無料 Web 版機能なし】

① 編集したい表をクリックする。

② リボンの【レイアウト】を選択する。

③ 【罫線の作成】→【罫線の削除】を選択する。

④ 消しゴムのアイコンが登場するので、消したい罫線上でクリックする。クリックした状態で上下左右にマウスを動かすと、消したい線が赤く表示されるため参考にすることができる。

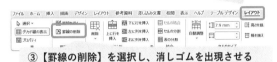

②リボンの【レイアウト】を選択

③【罫線の削除】を選択し、消しゴムを出現させる

編集点 18

☑ 見本に沿って、表の外枠を太線（2.25pt）に、1 列目横の線を二重線に変更する。

（17）セルの塗りつぶし方法　【全 Ver 共通】

表のセルには背景色をつけることができる。

＜セルの塗りつぶしの方法＞

① 塗りつぶしたセルをクリックする。複数セルをまとめて塗りつぶす場合は塗りつぶすセルを複数選択する。

② リボンの【ホーム】→【段落】→【塗りつぶし】を選択する。

③ 塗りつぶしたい色を選択すると塗りつぶしが完了する。

②【塗りつぶし】を選択

③塗りつぶす色を選択

編集点 19

☑ 「御所属」「御氏名」「会員番号」「勤務先区分」「卒後年数」の
セルを【白、背景 1、黒＋基本色 15 ％】で塗りつぶしを行う。

☑ 表の下部に「FAX 番号：000－000－000」を入力し、P.124
の要領に沿って、【斜体】【文字の網掛け】【右揃え】の文字装
飾を行う。

（18）ヘッダーの設定　【無料 Web 版のみ操作方法異なる】

Word 文書の上部余白に文字を入力することができる。この入力スペースをヘッダーと呼ぶ。ヘッダーに入力したものはページが変わっても内容が引き継がれる。

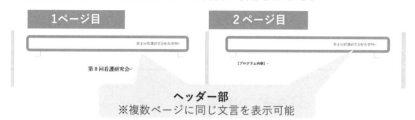

ヘッダー部
※複数ページに同じ文言を表示可能

＜ヘッダーの入力方法①ヘッダー部分をダブルクリック＞

① ヘッダー部分をダブルクリックする。

② ヘッダー部への入力が可能になった場合、左端に【ヘッダー】の文言が表示される。

③ 通常の文章入力と同様にヘッダー部分に文書を入力する。

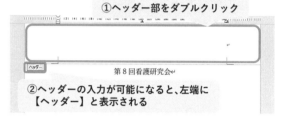

④ ヘッダーの入力を終了する場合は、本文部分をダブルクリックもしくはリボンの【ヘッダーとフッター】→【閉じる】→【ヘッダーとフッターを閉じる】を選択する。

＜ヘッダーの入力方法②リボンの挿入から＞

① リボンの【挿入】を選択する。

② 【ヘッダーとフッター】→【ヘッダー】を選択する。

③ テンプレートが複数表示されるため、自身で用いたい位置やデザインのものを選択する。

④ 【ここに入力】と入力箇所が表示されるため、該当箇所に文章を入力する。

⑤ ヘッダーの入力を終了する場合は、本文部分をダブルクリックもしくはリボンの【ヘッダーとフッター】→【閉じる】→【ヘッダーとフッターを閉じる】を選択する。

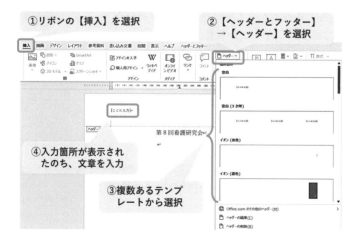

✅ ヘッダー部をダブルクリックし「2024年5月吉日」と入力し、文字揃えを【右揃え】に設定する。
　　～～～演習文書の作成は以上の編集点をもってすべて終了、完成である～～～

（19）フッターの設定

　ページ上部の余白に入力するヘッダーに対し、ページ下部の余白に入力するのはフッターである。基本構造はヘッダーと同じであり、フッターはページ番号の挿入に用いることが多い。ヘッダーと同様に、フッター部をダブルクリックもしくは【挿入】→【ヘッダーとフッター】→【フッター】でフッター部を編集することができる。

　以下ではフッター部にページ番号を挿入する方法を示す。

＜ページ番号の挿入方法＞ 　【 無料Web版のみ操作方法異なる 】

① リボンの【挿入】を選択する。
② 【ヘッダーとフッター】→【ページ番号】を選択する。
③ フッターにページ番号を入れる場合は【ページの下部】を選択する。
④ ページ番号を入れたい場所およびデザインをテンプレートから選択する。

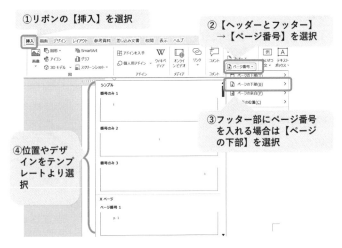

＜ページ番号の変更方法＞ 　【 無料Web版のみ操作方法異なる 】

① リボンの【ヘッダーとフッター】を選択する。
② 【ヘッダーとフッター】→【ページ番号】を選択する。
③ 【ページ番号の書式設定】を選択する。
④ ページ番号の書式を変更する場合は【番号書式】のリストから適するものを選択する。
⑤ ページ番号の開始番号を変更する場合は【開始番号】の数値を変更する。

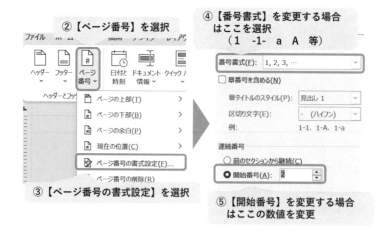

② 【ページ番号】を選択
③ 【ページ番号の書式設定】を選択
④ 【番号書式】を変更する場合はここを選択
（1 -1- a A 等）
⑤ 【開始番号】を変更する場合はここの数値を変更

6.2.8　Word での文書作成応用

6.2.7 にて基本的な Microsoft Word の使用テクニックを示したが、覚えておくと便利な機能を下記にて詳述する。なお、文章量の多いレポートや論文を書く際に必要となる表紙や目次の作成方法についてはぜひ覚えてもらいたい。

（1）表紙の作成

白紙のページに自身で表紙を作ることももちろん可能であるが、Microsoft Word では表紙のテンプレートが複数種類用意されており、これらを用いることで楽に表紙を作成することができる。

＜表紙の挿入手順＞　【無料 Web 版機能なし】

① リボンの【挿入】を選択する。
② 【ページ】を選択する。
③ 【表紙】を選択する。
④ 複数種類あるテンプレートから選択する。

① リボンの【挿入】を選択
② 【ページ】を選択
③ 【表紙】を選択
④ テンプレートの一覧から好みの表紙デザインを選択

⑤ 表紙の内容を編集する。

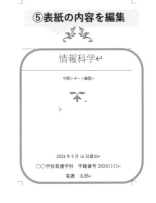

レポートや論文作成の際、表紙に記載する内容が決まっている場合は、その内容を漏れなく記載することが必須となるが、特に決められていない場合は下記の点を最低限盛り込むとよい。

 ☞講義名
 ☞課題名
 ☞学科名
 ☞学籍番号（学生番号）
 ☞氏名
 ☞提出日

なお、名無しのレポートを提出することは絶対に避けなければならず、表紙のみ手書きというレポートも可能な限り避けるようにしたい。

（2）空白ページの挿入

すでに作成した文章の途中に新たな空白ページを設けたいときに活用する機能である。後述する目次作成の際には表紙と本文 1 ページ目の間に目次ページを作成するために用いたりもする。

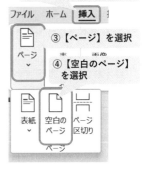

＜空白ページの挿入方法＞ 【 無料 Web 版機能なし 】
① 新しくページを挿入したい箇所にカーソルを合わせる。
② リボンの【挿入】を選択する。
③【ページ】を選択する。
④【空白のページ】を選択すると、空白のページの挿入が完了する。

（3）ページ区切り

すでに作成した文章の途中から新しいページにしたい場合、文章の作成途中で次のページに先頭から書き始めたい場合などに用いるのがページ区切りである。

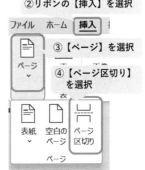

＜ページ区切りの実施方法＞ 【 全 Ver 共通 】
① 区切りたい箇所にカーソルを合わせる。
② リボンの【挿入】を選択する。
③【ページ】を選択する。
④【ページ区切り】を選択すると、ページ区切りが完了し、区切りたい箇所以降が新しいページの先頭から始まる。

（4）目次の作成

Microsoft Word での目次作成の特徴として、目次に用いたい項目をあらかじめ設定しておくと、自動的にページ数を表示してくれるとともに、再度の編集によってページ数が変わったり、項目の順序が変わったりする場合でも、自動的に目次に用いた項目の順番やページ数を更新してくれる機能を持っている。

内容

第一章　総則 2
第二章　免許 2
第三章　試験 7
第四章　業務 11
第四章の二　雑則 13
第五章　罰則 14

＜目次の作成方法①アウトラインの設定＞　【無料 Web 版のみ操作方法異なる】

目次を挿入する前に下記の手順にて目次とする項目とほかの文章の区別を行う。

① リボンの【表示】を選択する。
② 【表示】→【アウトライン】を選択する。

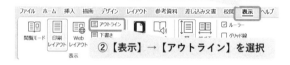

③ 目次にしたい項目の行にカーソルを合わせる。
④ 【本文】と表示されている部分を選択し【レベル 1】に変更する、もしくは隣にある【←】を選択し【レベル 1】に変更を行う。

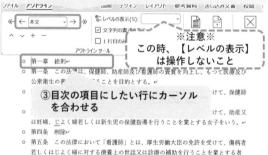

⑤ 【レベル 1】への変更が成功した場合、行の左横に⊕が付く。
⑥ 目次にしたい項目に対し、③～⑤の作業を繰り返す。

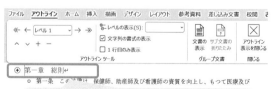

⑦ 設定が終了したら、【アウトライン】
→【アウトライン表示を閉じる】を選
択する。

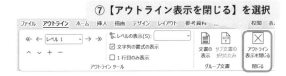

<目次の作成方法②目次の挿入> 【全 Ver 共通】

目次の作成方法①の手順にて、目次にしたい項目のレベル
設定が終わったのち、下記の手順にて目次の挿入を行う。

⑧ 目次を挿入したい箇所にカーソルを合わせ、リボンの
【参考資料】を選択する。

⑨ 【目次】を選択する。

⑩ 【自動選択の目次 1 or 2】のどちらかを選択すると目
次の挿入が完了する。

<目次の更新方法> 【全 Ver 共通】

目次作成後の編集によって、項目名や順番、ページ数が変わった場合に下記の手順で更新する
と、目次の情報が自動的に更新される。

① 挿入済みの目次を選択し、上部に表示される【目次
の更新】をクリックする。

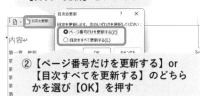

② 【ページ番号だけを更新する】もしくは【目次すべて
を更新する】のどちらかを選び、【OK】を押すと目
次の更新が完了する。

（5）文中にある単語の検索・置換

入力済みの本文にある文字列を検索したり、置き換えたりする機能が Word には搭載されて
いる。

<検索方法> 【全 Ver 共通】

① リボンの【ホーム】→【編集】を選択する。

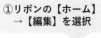

② 【検索】を選択する。
※①～②の作業はショートカットキーの【Ctrl ＋ F キー】で代用
することも可能

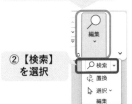

③　画面左に【ナビゲーション】が表示されるため、入力欄に任意の文字列を入力する。

④　検索結果が【ナビゲーション】に表示される。

⑤　検索した文字列が本文中にあった場合は、本文中にある文字列がハイライトされる。

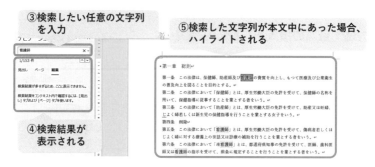

＜置換方法＞　【 全 Ver 共通 】

　本文中にある文字列を検索後、任意の文字列に置き換えることができる。誤って使用した文言を正しい文言に修正する場合に用いるほか、句読点の置換（「、」→「，」・「。」→「．」）や半角全角の置換（「Ａ（全角）」→「A（半角）」）に用いることができる。

①　リボンの【ホーム】→【編集】を選択する。

②　【置換】を選択する。

　※①～②の作業はショートカットキーの【Ctrl＋Hキー】で
　代用することも可能

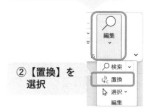

③　置換前の任意の文字列を入力する。

④　置換したい任意の文字列を入力する。

⑤　【すべて置換】を選択すると③で指定した文字列をすべて④の文字列に置換できる。

⑥　置換結果が表示される。

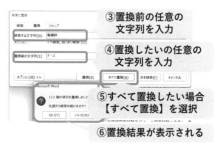

（6）段組み

通常の入力は1段での入力であるが、2段、3段での入力も行うことができる。

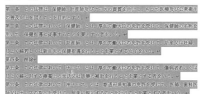

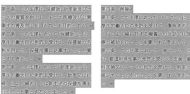
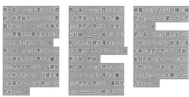

＜段組みの方法＞　【 無料 Web 版機能なし 】

① 段組みを行いたい文字列を選択する。

② リボンの【レイアウト】を選択する。

③ 【ページ設定】→【段組み】を選択する。

④ 【組みたい段数】を選択すると段組みが完了する。

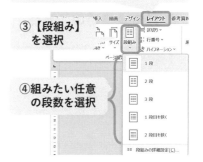

（7）数式の入力

　Word では数式を入力することもできる。難しい数式であっても数式エディタを用いて作成できることがレポート作成には欠かすことができない。

例：酸素ボンベの残量計算式

$$酸素ボンベの残量(L) = \frac{ボンベの容量(L) \times 残圧(MPa)}{ボンベの圧力(MPa)}$$

＜数式の入力方法＞　【 無料 Web 版のみ操作方法異なる 】

① リボンの【挿入】を選択する。

② 【記号と特殊文字】→【数式】を選択する。

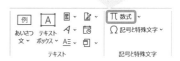

③【ここに数式を入力します】が表示され、そのまま入力を開始する。

③【ここに数式を入力します】が表示されるので、そのまま入力を開始

④ 数式を入力する場合、様々なパーツを組み合わせて入力を行う。

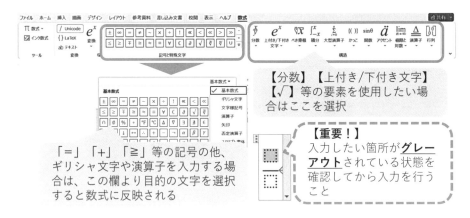

【分数】【上付き/下付き文字】【√】等の要素を使用したい場合はここを選択

「＝」「＋」「≧」等の記号の他、ギリシャ文字や演算子を入力する場合は、この欄より目的の文字を選択すると数式に反映される

【重要！】
入力したい箇所が**グレーアウト**されている状態を確認してから入力を行うこと

参考　数式編集時の注意点

☞ 分数などのパーツを用いて数式を作成する際、入力したい箇所がグレーアウトしていることを確認してから入力を行う。グレーアウトさせるためにはマウスで当該箇所をクリックするほか、キーボードの方向キーを用いると行いやすい。

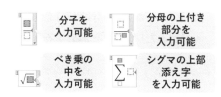

分子を入力可能　分母の上付き部分を入力可能　べき乗の中を入力可能　シグマの上部添え字を入力可能

☞ 日本語での入力も可能であるが、初期状態では【斜体】での入力となる。【斜体】を解除したい場合は、当該文字列を選択後【ホーム】→【フォント】→【斜体】をクリックすると通常の文字となる。

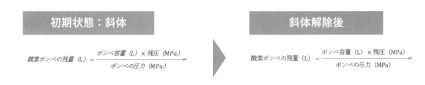

初期状態：斜体

斜体解除後

░ （8）原稿用紙設定

　Word においても原稿用紙の仕様で文字の入力を行うことができる。設定は 20 文字×20 行もしくは 20 文字×10 行のいずれかから選択することができるため、講義などで原稿用紙設定での作成が求められた場合は、下記の方法で原稿用紙の設定を行える。

<原稿用紙設定の方法> 【 無料 Web 版機能なし 】

① リボンの【レイアウト】を選択する。

② 【原稿用紙設定】を選択する。

③ 【スタイル】を【マス目付き原稿用紙】【下線付き原稿用紙】【外枠付き原稿用紙】のいずれかに変更をして【OK】を選択すると原稿用紙設定が適用される。

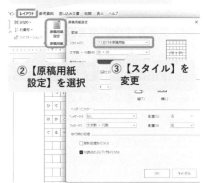

①リボンの【レイアウト】を選択

②【原稿用紙設定】を選択　③【スタイル】を変更

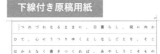

マス目付き原稿用紙

下線付き原稿用紙

外枠付き原稿用紙

(9) 画像の挿入

Word には文字列だけではなく、画像を挿入することもできる。画像は自身のコンピュータに保存している画像のほか、ストック画像、オンライン画像からも使用することができる。

① **ストック画像とは**

Microsoft Office 上でのみ使用できる、著作権フリーの画像である。PDF 等のほかのファイル形式として保存した場合は、著作権フリーの対象外となるため注意が必要である。

② **オンライン画像とは**

オンライン上にある画像ファイルを検索して、簡単に挿入することができる機能である。オンライン画像を使用する際には **4.3.1** で解説した著作権の取り扱いについて留意しなければならない。

<自身のコンピュータに保存している画像の使用方法①リボンの挿入から>

【 全 Ver 共通 】

① リボンの【挿入】を選択する。

② 【画像】を選択する。

③ 【このデバイス…】を選択する。

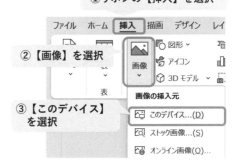

①リボンの【挿入】を選択

②【画像】を選択

③【このデバイス】を選択

④ 画像ファイルがあるフォルダを選択する。

⑤ フォルダ内にある画像を選択する。

⑥ 下部にある【挿入】を選択すると、Word ファ
　 イルに画像の挿入が完了する。

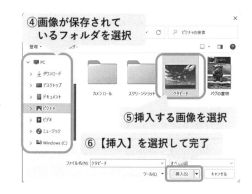

<自身のコンピュータに保存している画像の使用方法②フォルダから直接挿入>
【全 Ver 共通】
① 画像を挿入したい Word ファイルを開く。
② 画像が保存されているフォルダを開く。
③ 画像が保存されているフォルダにある画像ファイルをドラッグし、Word ファイル上でド
　 ロップすると挿入が完了する。

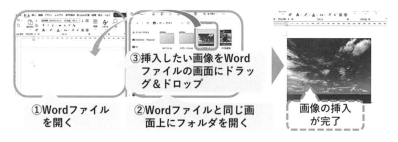

<自身のコンピュータに保存している画像の使用方法③フォルダからコピーして挿入>
【全 Ver 共通】
① 画像が保存されているフォルダを開く。
② フォルダ内に保存されている画像を右クリック
　 し、メニュー内にある【コピー】を選択する。

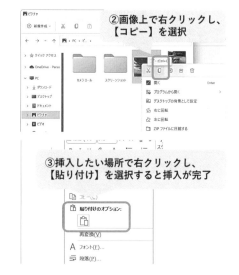

③ Word ファイルに移動し、画像を挿入したい場
　 所を選択後、右クリックし、メニュー内にある
　 【貼り付け】を選択すると画像の挿入が完了する。

（10）スクリーンショットの挿入

　コンピュータの画面をそのまま画像として使用できるのがスクリーンショットである。スクリーンショットを用いる方法と注意点を下記にて解説する。

＜スクリーンショットの方法①：全画面をスクリーンショット＞　【全 Ver 共通】

① スクリーンショットをしたい場面で、キーボードの【Prt sc】や【Print Screen】を押す。なお、キーボードの種類によってはファンクショナルキーと合わせて押さなければならない場合もありその場合は【Fn ＋ Prt sc】や【Fn ＋ Print Screen】を押す。

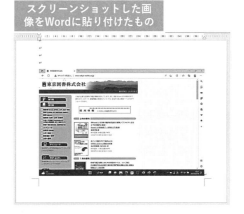

② Word 上の貼り付けたい場所を選択し、右クリックし、メニュー内にある【貼り付け】を選択するとスクリーンショットを行った画像の挿入が完了する。

＜スクリーンショットの方法②：画面の一部をスクリーンショット＞

① スクリーンショットをとりたい画面上でキーボードの 【Windows マーク＋ Shift キー＋ S キー】を同時に押す。

② スクリーンショットをとりたい範囲をマウスで操作し選択する。

③ Word 上の貼り付けたい場所を選択し、右クリックし、メニュー内にある【貼り付け】を選択するとスクリーンショットを行った画像の挿入が完了する。

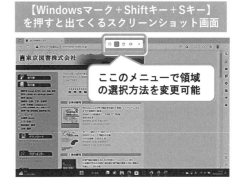

　上記の方法にてスクリーンショットした画像をWord 上に貼り付けることができる。一方で、スクリーンショットした画像には不要な部分も含まれることが多いため、その際に用いるのが**トリミング**である。なお、トリミングをした際に、後述するひと手間を加えることを必ず守ってほしい。ひと手間を加えなかった場合、トリミングして削除したはずの箇所が、ファイルを送った相手に見えてしまうといったことが生じる。

＜トリミングの方法＞　【全Ver共通】

① トリミングしたい画像を選択する。

② リボンの【図の形式】を選択する。

③【サイズ】→【トリミング】を選択する。

④ 画像の4つ角および4辺の中央4か所の計
　8か所が太線表示されるので、太線をクリッ
　クしながら範囲を狭めて不要な箇所を削って
　いく。

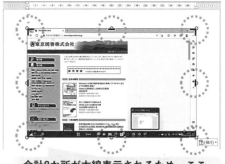

合計8か所が太線表示されるため、ここ
をクリックしながら範囲を狭めていく

⑤ 範囲の選択が終了したら、再度リボンの【トリミング】を選択するか、画像外の画面をクリッ
　クするとトリミングが終了する。

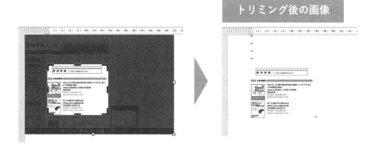

トリミング後の画像

　トリミング後の画像を再度トリミングしようとした場合、先ほど削った部分が再度表示される。
これはファイルを他者に送った際も同様の表示となる。これを防ぐため、下記の方法を試しても
らいたい。

＜トリミング後のひと手間＞　【全Ver共通】

① トリミング後の画像を選択する。

② 画像上で右クリックし【コピー】を選択する。

③ 先ほどの画像と別な場所にカーソルを合わせ、
　リボンの【ホーム】→【クリップボード】→【貼り
　付けの下にある▼】を選択する。

④【貼り付けのオプション】にある【図】を選択す
　る。

⑤ トリミングした画像と同じものが生成されるため、最初にトリミングをした画像を削除す
　る。

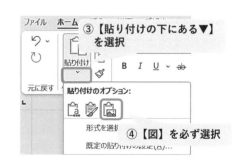

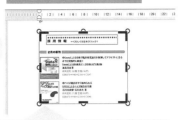

（11）画像の配置方法

Word では画像を挿入した後、7 つの配置方法から画像の位置を選ぶことができる。

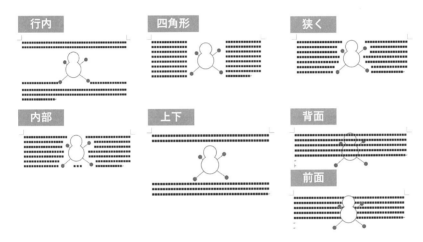

＜画像位置の変更方法＞ 【 無料 Web 版のみ一部設定なし 】

① 画像を選択する。
② 画像の右上に表示される【レイアウトオプション】を選択する。
③ 【レイアウトオプション】内にある 7 つの選択肢の中から、用いたい配置方法を選択する。

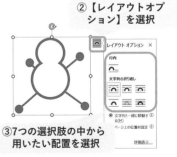

（12）行の網掛け

文字の装飾で扱った【文字の網掛け】では、文字列に網掛けを行うことができるが行全体の網掛けを行うことができない。

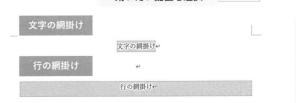

そのため、行全体を網掛け設定したい場合は、下記の方法で【行の網掛け】を行う。

＜行の網掛けの作成方法＞　【無料 Web 版機能なし】

① 網掛けを行いたい行にカーソルを合わせる。

② リボンの【ホーム】→【段落】→【罫線横の▼】→【線種とページ罫線と網掛けの設定】を選択する。

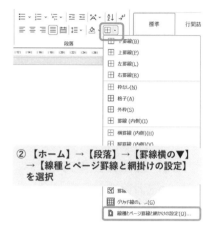

③ 設定画面が出てきたのち、【網掛け】タブを選択する。

④ 行の網掛けに使用する背景色を選択する。

⑤ 【設定対象】が【文字列】となっているため、【段落】に変更し、【OK】を選択すると行の網掛けが完了する。

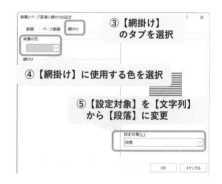

CHECK!!　改行すると次の行も網掛け設定されてしまう？

　　文字の装飾設定や行の網掛け設定を行った後、【Enter キー】で改行を行い次の行の入力を行おうとした場合、設定が引き継がれてうまく入力を行うことができない場合がある。この時、リボンの【ホーム】→【フォント】→【すべての書式をクリア】を選択すると、文字装飾や行の網掛けがされていない状態で入力を行うことができるようになる。

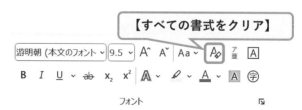

【すべての書式をクリア】

6.3 Excel の操作方法

6.3.1 Excel の基本画面説明
【 2019 以前の Ver および無料 Web 版一部異なる表示あり 】

Microsoft 365 での画面構成を説明する。Excel の起動方法およびファイルの開き方・保存方法等の操作は Word と同様である。なお、古いバージョンと異なる箇所については別途解説する。

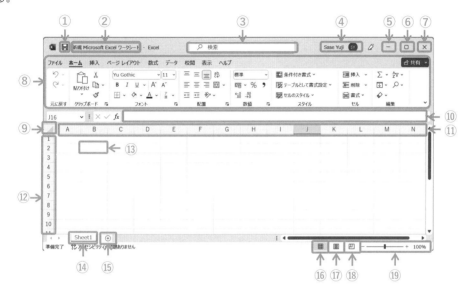

① **上書き保存**
　☞ここをクリックすることで、ファイルの上書き保存が実行される。
② **ファイル名**
　☞現在開いているファイル名が表示される。
③ **検索バー**
　☞ブック内のテキストや行いたいアクション、ヘルプなどを検索できる。
④ **Microsoft アカウントのユーザ名**
　☞ログインしているユーザ名が表示される。
⑤ **画面の最小化ボタン**
　☞Excel の画面を最小化(Windows のタスクバーに格納)することができる。
⑥ **画面の最大化/元の大きさに戻すボタン**
　☞Excel の画面を最大化もしくは自身で設定した大きさに戻すことができる。
⑦ **面を閉じるボタン**
　☞Excel の画面を閉じることができる。現在の状態が保存されていない場合は、保存をするかどうかのアラートが表示される。
⑧ **リボン**
　☞各機能が集約されており、機能ごとにタブで分類されている。
⑨ **全セル選択ボタン**
　☞ここをクリックすることですべてのセルを選択した状態にできる。

⑩ **数式バー**
　☞セルに入力する内容をここでも編集することができる。

⑪ **列番号**
　☞列番号を表し、「A1」セルの場合の「A」が列番号に該当する。

⑫ **行番号**
　☞行番号を表し、「A1」セルの場合の「1」が行番号に該当する。

⑬ **セル**
　☞数値や文字列を入力する領域であり、セルと呼ぶ。

⑭ **Sheet 名**
　☞1つのファイルで複数 Sheet を管理することができる。名前を変更したり色を変えたりすることもできる。

⑮ **新しい Sheet の作成**
　☞新しい Sheet を作成したい場合は⊕を押すことで、新しい Sheet が生成される。

⑯ **標準ビュー**
　☞起動時に表示される Excel の標準的な表示をすることができる。

⑰ **ページレイアウト**
　☞印刷設定に従い、印刷時のレイアウトを表示することができる。

⑱ **改ページプレビュー**
　☞印刷設定に従い、1枚に印刷可能な範囲が青枠で表示される。

⑲ **ズームバー**
　☞表示倍率を変更することができる。

6.3.2　Excel の基本操作

Microsoft Word および PowerPoint とは異なり、Excel 特有の操作方法が存在する。Excel 特有の基本的な操作方法を下記にて解説する。

（1）ファイルの呼び名

Excel ではファイルのことをブックとも呼ぶ。Sheet の移動またはコピーの画面を例にとると、「新しいブック」というのは新しいファイル（ブック）を作成して、そのファイル（ブック）に Sheet を移動またはコピーするという意味である。

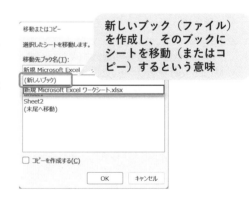

新しいブック（ファイル）を作成し、そのブックにシートを移動（またはコピー）するという意味

（2）セルの入力方法　【全 Ver 共通】

セルに数値や文字列を入力する場合、セルを選択した状態でそのまま入力することができる。しかし、セル内に数値や文字列の入力後に誤り等を修正するために方向キーで文字をずらそうとすると、方向キーを押したセルに移動してしまう。

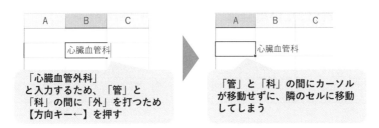

「心臓血管外科」
と入力するため、「管」と
「科」の間に「外」を打つため
【方向キー←】を押す

「管」と「科」の間にカーソル
が移動せずに、隣のセルに移動
してしまう

このような場合、セルをダブルクリックした状態で入力を行うか、数式バーにて文字列の編集を行うとよい。

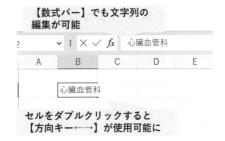

【数式バー】でも文字列の
編集が可能

セルをダブルクリックすると
【方向キー←→】が使用可能に

(3) 半角/全角の区別

　Excel では後述する数式を扱う機会が多い。その際に、半角/全角の区別が明確に要求されるため、数式を入力する際には半角状態で入力することを意識してもらいたい。Microsoft Office のバージョンによっては、全角状態で入力した数式は認識されずに処理がなされないことがある。なお、数式ではない数字をセル内に入力する場合は、全角で入力した数字も自動的に半角に変換される。

(4) セル入力時の Enter キー

　Word や PowerPoint では Enter キーは決定および改行の動作をするが、Excel の場合は決定および次のセルへの移動の動作となる。初期設定では Enter キーを押した場合は下のセルに移動する（A1 のセルで Enter キーを押すと A2 のセルに移動する）。Enter キーの動作を変更したい場合は、下記の手順で行う。なお、Enter キーを押した際に、セルの移動をしないようにすることも設定で行うことができる。

＜ Enter キー後の移動方向の変更方法＞

【 無料 Web 版機能なし 】

① 【ファイル】→【その他】→【オプション】を選択する。

② 【オプション】の左側メニューにある【詳細設定】を選択する。

③ 【Enter キーを押したら、セルを移動する】の方向を変更する。
　※ Enter キーを押した際にセルの移動をしたくない場合は、この項目のチェックを外す。

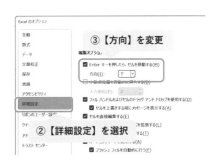

③【方向】を変更

②【詳細設定】を選択

（5）セル内で改行したい場合は【Alt キー】＋【Enter キー】　【全 Ver 共通】

セル内で改行して、複数の行を入力したい場合は【Alt
キー】を押した状態で【Enter キー】を押すと、右図のよ
うにセル内での改行を行うことができる。

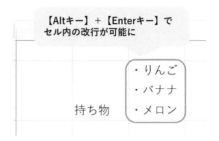

（6）オートコンプリート

オートコンプリートとは、セルに文字列を入力する際に同じ列に入力途中の文字列と同じもの
があった場合に、候補として自動表示される機能である。これにより、繰り返し同じ文字列を入
力する場合はすべての文字列を入力する手間を省くことができる。なお、候補が 2 つ以上ある
場合にはオートコンプリートは機能せず、候補が 1 つになった段階で表示される。

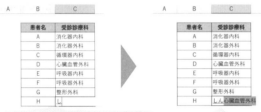

「し」の入力段階では「消化器外
科」と「心臓血管外科」の2つの
候補があるため、入力候補が表示
されない

「しん」の入力まで進むと、
「心臓血管外科」の一つに絞ら
れたため入力候補が表示された

＜オートコンプリートによるリスト表示＞
【無料 Web 版機能なし】

入力途中に候補を表示するだけではなく、同じ列に入
力済みのものをリスト化して入力する方法もある。入力
したいセルで【Alt キー】＋【方向キー↓】を押すとリスト
が表示されるため、リスト内の文字列を選択する。

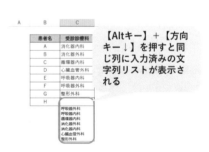

＜オートコンプリートで表示された候補を使用したくない場合＞　【全 Ver 共通】

候補が表示されたときにキー
ボードの【delete キー】を押し
て、その後【Enter キー】を押す。

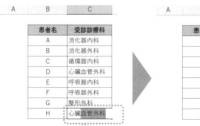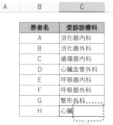

候補が表示されたら
【deleteキー】を押す

入力候補を採用せずに
入力ができる

<オートコンプリートの機能をオフにしたい場合＞　【 無料 Web 版機能なし 】

① 【ファイル】→【その他】→【オプション】を選択する。

② 【オプション】の左側メニューにある【詳細設定】を選択する。

③ 【オートコンプリートを使用する】のチェックを外す。

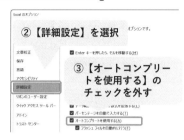

6.3.3　Excel での表作成

基本操作を覚えながら、下記の表の作成を行う。

初診受付表

ふりがな								
名　　前								
生年月日	大正・昭和・平成・令和		年		月		日	（　　）歳
住　　所	〒　　　　－							
連 絡 先	ご自宅							
	携帯							
診察をご希望の診療科に〇をつけてください。								
内科　・　皮膚科　・　眼科　・　耳鼻咽喉科　・　整形外科								

今回の課題作成において下記の編集を行う。

1）文字装飾

2）セルの結合

3）文章の上中下揃え、左右中央揃え

4）罫線の編集

5）列幅の設定

6）行の高さの設定

7）セルの塗りつぶし

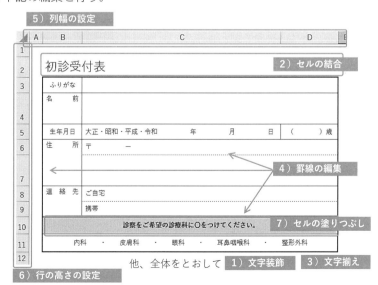

> **編集点 1**
>
> ✅ 下記の要領に従い、指定されたセルに文字列の入力を行う。「□」は全角スペースを意味する。
>
> | セルの番号 | 入力する文字列 |
> | --- | --- |
> | B2 | 初診受付表 |
> | B3 | ふりがな |
> | B4 | 氏□□□名 |
> | B5 | 生年月日 |
> | B6 | 住□□□所 |
> | B8 | 連□絡□先 |
> | B10 | 診察をご希望の診療科に〇をつけてください。 |
> | B11 | 内科□□・□□皮膚科□□・□□眼科□□・□□耳鼻咽喉科□□・□□整形外科 |
> | C5 | 大正・昭和・平成・令和□□□□年□□□□□月□□□□□日 |
> | C6 | 〒□□□□― |
> | C8 | ご自宅 |
> | C9 | 携帯 |
> | D5 | (□□□□)歳 |

(1) 文字装飾　【無料 Web 版一部機能なし】

文字装飾を行う方法は Word での方法と大きく変わりはない。Excel においても【文字の大きさの変更】【太字】【斜体】【下線（下線と二重下線の 2 種のみ）】【ルビ】の装飾を施すことができる。

> **編集点 2**
>
> ✅ 「初診受付表」：フォントサイズの変更（18 ポイントに）
> ✅ 「診察をご希望の診療科に〇をつけてください。」：太字に変更

(2) セルの結合　【全 Ver 共通】

Word での表作成におけるセルの結合と方法は大きく変わらないが、Excel の場合は結合後の文字揃えの方法が複数用意

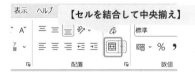
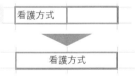

されていることに注意する。セルの結合はリボンの【ホーム】→【配置】→【セルの結合】を選択することで実施できるが、用意されているアイコンをクリックした場合【セルを結合して中央揃え】となり、文字列が結合されたセルの中央に配置される。

結合後に中央揃えにしたくない場合は、【セルを結合して中央揃え】の右横にある【▼】を選択し、【セルの結合】を選択すると結合前の揃え方を引き継ぐことができる。

結合を解除したい場合は、当該セルを選択後、【▼】内にある【セルの結合を解除】を選択すると再び分けることができる。

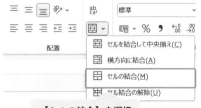

【セルの結合】を選択

【▼】内にある【横方向に結合】は、複数行をまとめて選択した場合に、下図のように行ごとに結合を行ってくれる機能である。

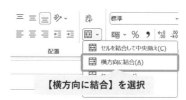

【横方向に結合】を選択

編集点 3

- ☑ B2・C2・D2：セルの結合
- ☑ C3・D3：セルの結合
- ☑ C4・D4：セルの結合
- ☑ C6・D6：セルの結合
- ☑ C7・D7：セルの結合
- ☑ C8・D8：セルの結合
- ☑ C9・D9：セルの結合
- ☑ B10・C10・D10：セルを結合して中央揃え
- ☑ B11・C11・D11：セルを結合して中央揃え

（3）列の幅・行の高さの設定

　列の幅・行の高さを設定する場合、マウスで変更させる方法と数値を入力する方法の2種類がある。また、他にも入力した文字幅に合わせて列幅を調整する方法があり、例として以下で解説する。

＜マウスで変更させる方法＞　【全Ver共通】
① B列の幅を変更させるとした場合、B列の列番号欄の【B】を選択する。
② 列番号欄の【B】と【C】の間にカーソルを合わせ、╫ が表示されたらクリックしながら左右に動かすとB列の列幅を変更することができる。なお、この時に列幅が変更されるのは╫ の左にある列となる。

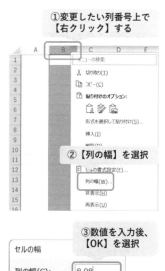

＜数値を入力して変更させる方法＞　【全Ver共通】
① 変更したい列のアルファベット上で右クリックする。

② 【列の幅】を選択する。

③ 数値を入力、【OK】を押すと列幅の変更が完了する。

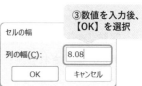

　　なお、列幅の数値の単位はセンチメートル、行の高さの単位はポイントである。

＜複数列の幅を一括で変更する方法①マウスで変更＞　【全 Ver 共通】

① 列のアルファベット上で、変更したい列をすべて選択する。※例では B 列〜 E 列の 4 列を選択

② 右図に示した○で囲われた箇所いずれかに ┿ が表示されたら選択しながらマウスを移動する。

③ マウスの選択を終えると、選択したすべての列幅が同じ幅で変更される。

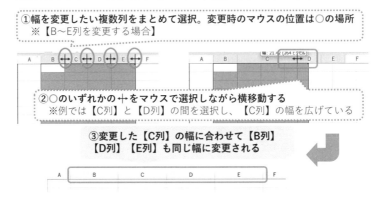

①幅を変更したい複数列をまとめて選択。変更時のマウスの位置は○の場所
　※【B〜E列を変更する場合】

②○のいずれかの┿をマウスで選択しながら横移動する
　※例では【C列】と【D列】の間を選択し、【C列】の幅を広げている

③変更した【C列】の幅に合わせて【B列】
【D列】【E列】も同じ幅に変更される

＜複数列の幅を一括で変更する方法②数値で変更＞　【全 Ver 共通】

① マウスで変更する場合と同様に、列のアルファベット上で、変更したい列をすべて選択する。

② アルファベット上で右クリックし、【列の幅】を選択する。

③ 数値を入力して【OK】を選択すると、選択したすべての列が入力した数値の幅に一括で変更される。

＜文字幅に合わせて列幅を調整する方法＞

　　下記の方法にて、同じ列内に入力されている一番多い文字数の幅に合わせて、列の幅を自動的に広げることができる。

① 幅を広げたい列を選択し、右隣の列との境界にカーソルを合わせて ┿ を表示させ、ダブルクリックする。

② その列で一番多い文字数の幅に合わせて列幅が調整される。

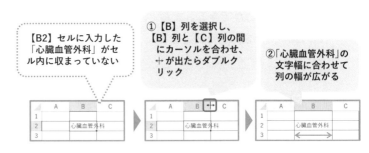

【B2】セルに入力した「心臓血管外科」がセル内に収まっていない

①【B】列を選択し、【B】列と【C】列の間にカーソルを合わせ、┿ が出たらダブルクリック

②「心臓血管外科」の文字幅に合わせて列の幅が広がる

編集点 4

☑ 下記の数値をもとに、各列の幅と各行の幅の設定を行う。

列番号	列の幅の数値
B	10
C	60
D	15

行番号	行の高さの数値
2	30
3	25
4	50
5	25
6	25

行番号	行の高さの数値
7	50
8	25
9	25
10	30
11	40

※列幅の単位はセンチメートル、行の高さの単位はポイント

（4）セル内での上中下揃え・左右中央揃え　【全Ver共通】

Wordでも取り扱った左揃え・中央揃え・右揃えに加え、Excelではセル内での上揃え・上下中央揃え・下揃えの設定がある。設定方法は下図の【ホーム】→【配置】と進み、それぞれのボタンを選択することでセル内での配置を決めることができる。なお、左揃え・中央揃え・右揃えの方法はWordと同じである。

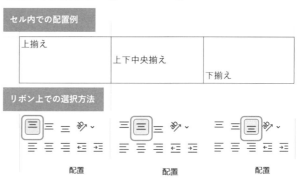

編集点 5

☑ 下記の設定に従い、各セルの文字列を上下中央揃え・左右中央揃えにする。

セル番号	文字揃えの方向	セル番号	文字揃えの方向
B2	左揃え・上下中央揃え	B10～D10	中央揃え・上下中央揃え
B3	中央揃え・上下中央揃え	B11～D11	中央揃え・上下中央揃え
B4	中央揃え・上揃え	C5	左揃え・上下中央揃え
B5	中央揃え・上下中央揃え	D5	中央揃え・上下中央揃え
B6～7	中央揃え・上揃え	C6～D6	左揃え・上下中央揃え
B8～9	中央揃え・上揃え	C8～D8	左揃え・上下中央揃え
		C9～D9	左揃え・上下中央揃え

（5）罫線の編集

Wordで表の罫線を編集した時と同様に、Excelでも表の罫線の編集を行うことができる。

＜罫線の作成方法＞　【全 Ver 共通】

① 罫線をつけたいセルを選択する。

② リボンの【ホーム】→【フォント】→【罫線横の▼】を選択する。

③ 選択したセルに対して、罫線をつけたい位置のボタンを選択する。

④ 自由に罫線を書きたい場合は、【線の色】【線のスタイル】を選択後、【罫線の作成】を選択する。

⑤ 鉛筆マークが表示されるため、罫線をつけたいライン上でクリックしながら移動すると罫線を書くことができる。

⑥ 罫線を書き終えたい場合は、再度【罫線横の▼】→【罫線の作成】を選択すると、鉛筆マークが消え罫線の作成が終了する。

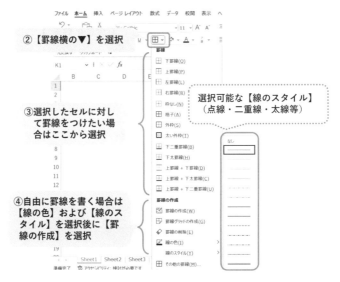

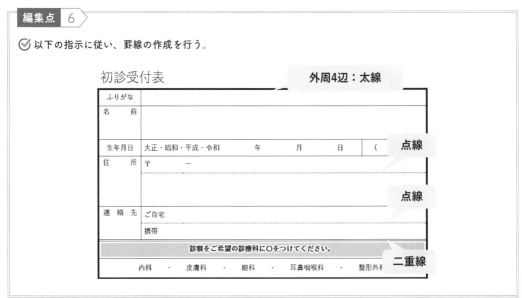

編集点　6

以下の指示に従い、罫線の作成を行う。

（6）セルの塗りつぶし　【全 Ver 共通】

　前回編集と同じ色を用いてセルを塗りつぶす場合は、リボンの【ホーム】→【フォント】→【塗りつぶしの色】を選択する。色を変更する場合は、【塗りつぶしの色】の右横にある【▼】を選択し、新しい色を選択して塗りつぶしを実行する。

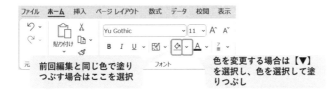

前回編集と同じ色で塗りつぶす場合はここを選択

色を変更する場合は【▼】を選択し、色を選択して塗りつぶし

編集点　7

☑ セルの結合済みの【B10～D10】のセルを【白、背景 1、黒＋基本色 15％】の色で塗りつぶす。

　　　　　　　　　　　　　　　　　　以上の編集をもって、演習問題は完成となる。

CHECK!!　ワイルドカードでの置換・削除

　Word で扱った置換であるが、Excel ではワイルドカード「＊」を用いることで指定した文字列の前後の文字をすべて置換や削除を行うことができる。

　「＊−（ハイフン）」と入力した場合は、「−（ハイフン）」を含む、左側の文字列すべてを置換・削除することができる。

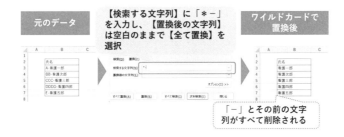

元のデータ

【検索する文字列】に「＊−」を入力し、【置換後の文字列】は空白のままで【全て置換】を選択

ワイルドカードで置換後

「−」とその前の文字列がすべて削除される

6.3.4　Excel での数式入力・関数の活用

Excel での数式入力と関数の活用方法を本項では解説する。

A	B	C	D	E	F	G	H
	A病院診療科別 4～6 月患者集計表						
	診療科名	4月患者数	5月患者数	6月患者数	4～6月合計	月平均	診療科別割合
	内科	4,100	5,000	4,700			
	整形外科	2,300	2,400	2,500			
	耳鼻咽喉科	300	300	400			
	整形外科	1,200	1,000	900			
	心臓血管外科	600	600	600			
	眼科	800	700	900			
	皮膚科	1,000	400	400			
	合計						
	最大値						
	最小値						

塗りつぶし部分の計算を本項では行う

> **編集点** 8
>
> ✅ 上記見本と同じように、表の作成および数値の入力を行う。なお、列幅および行の高さはそれぞれの文字
> 列が収まるサイズに設定すればよいこととする。

（1）書式の設定および小数点の表示方法　【 全 Ver 共通 】

Excel にて数式を入力する際、【ホーム】→【数値】→【表示形式】を確認する必要がある。通常は【標準】となっているため、このまま数式を入力して計算を行うことができるが、【表示形式】として【文字列】が選択されている場合は、計算がなされず入力した数式がそのまま文字列として表示される。なお、数式に入力した計算式を示したい場合は【表示形式】を【文字列】として選択しておくとよい。

【文字列】のほか、【短い日付形式】【長い日付形式】【時刻】を選択した場合でも正しく計算結果が表示されないため注意が必要である。

また、Excel では入力した数値および計算された数値に対して「,（カンマ）」を自動的に入力することができるとともに、計算結果の小数点の位の表示範囲を設定することもできる。3 桁おきに「,」をつけたい場合は【ホーム】→【数値】→【,】を選択する。

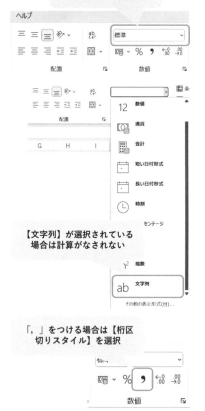

数式を入力する際は【表示形式】を要確認

【文字列】が選択されている場合は計算がなされない

「,」をつける場合は【桁区切りスタイル】を選択

CHECK!! 「10000000」←すぐに読める？

看護の現場では数値を扱う機会も多く、桁の読み間違いが大きな医療事故につながる危険性もある。数字の入力間違い、読み間違いを防ぐために、桁数の多い数字を扱う場合は「,」を使う癖をつけよう。また、桁区切りされた数値を早く読めることも医療人として求められる基本的なスキルの 1 つである。

　　1,000 →千　　　1,000,000 →百万　　　1,000,000,000 →十億　　　1,000,000,000,000 →一兆

答え：「10000000」→「10,000,000」→一千万

小数点以下の数値を扱う際、表示する桁数を調整できる。

<小数点以下の桁数を増やす場合>　【 全 Ver 共通 】
【ホーム】→【数値】→【小数点以下の表示桁数を増やす】
を選択すると 1 桁ずつ増える。

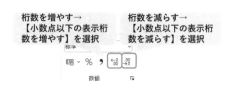

桁数を増やす→【小数点以下の表示桁数を増やす】を選択　　桁数を減らす→【小数点以下の表示桁数を減らす】を選択

＜小数点以下の桁数を減らす場合＞　【全 Ver 共通】

【ホーム】→【数値】→【小数点以下の表示桁数を減らす】を選択すると 1 桁ずつ減る。

なお、表示桁数を減らした場合は【四捨五入】された値が表示される。

元の数値
「0.123456」

表示桁数を1つ減らす
「0.12345」

0.123456	0.12345
	0.1234560

表示桁数を1つ増やす「0.1234560」

（2）Excel での四則演算

日常生活での四則演算では「＋」「－」「×」「÷」を用いるが、Excel での計算では「×」の代わりに「＊（アスタリスク）」を、「÷」の代わりに「／（スラッシュ）」を

四則演算	日常での表記	Excel での入力	数式例
足し算	＋	＋	＝ 4 ＋ 5
引き算	－	－	＝ 10 － 1
掛け算	×	＊（アスタリスク）	＝ 3 ＊ 3
割り算	÷	／（スラッシュ）	＝ 27/3

使用する。また、Excel 上で関数の使用を含めて数式を入力する際には最初に「＝（イコール）」を入力しなければならない。

四則演算を行う際に、掛け算と割り算は優先して計算されるため、先に計算をしたい箇所がある場合は「（　）」で囲む必要がある。

計算式	答え
＝ 3 ＋ 5 ＊ 2 ＋ 1	14
＝（3 ＋ 5）＊（2 ＋ 1）	24
＝ 4 ＋ 3/6 ＋ 8	12.5
＝（4 ＋ 3）/（6 ＋ 8）	0.5

＜セルを指定しての四則演算＞　【全 Ver 共通】

セルを指定して四則演算もしくは数式を使う際には【A1】【B2】等のセル番号を使用する。【B3】セルと【C3】セルの足し算の結果を【D3】セルに入力する場合の方法を下記で説明する。

① 【D3】セルを選択する。
② 【D3】セルに「＝（半角イコール）」を入力する。
③ 【B3】セルを選択する。※選択する際にはマウスで【B3】セルをクリックしても、キーボードの【方向キー】で【B3】セルに合わせても、手入力で「B3」と入力してもよく、3 つの方法で選択することができる。
④ 足し算を行うため「＋」を入力する。
⑤ 【C3】セルを選択する。
⑥ 【Enter キー】を押すと、計算が終了し、【D3】セルに 100 ＋ 200 の答え 300 が表示される。

※上記では 2 つのセルの四則演算方法を示したが、3 つ以上のセルを対象に計算を行う場合は上記の動作を繰り返すことで計算を行うことができる。

　＝ B3 ＋ B4 ＋ B5　　＝ B3 ＋ C3 － D4 － D5　　＝（B3 ＋ B4）＊ C4　等

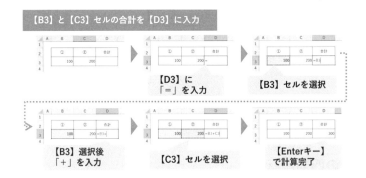

∷（3）関数を利用しての計算

　前項で「＋」「－」「＊」「／」を用いての計算方法を説明したが、Excel ではそのほか関数を用いて計算等の処理を行うことができる。使用機会の多い合計値を算出する【SUM 関数】を用いて、関数の使用方法を説明する。

　なお、関数は計算で用いるもののほか、文字列に編集を加えたり、セル内の数値を検索したり、条件定義を行い合致するものを探索するなど様々なものがある。

＜【SUM 関数】を用いた計算方法①＞　【 全 Ver 共通 】

　下記では【SUM】関数を用いて【B3】セル、【C3】セル、【D3】セルの合計値を【E3】セルにて算出する。

① 【E3】セルを選択する。
② 【E3】セルに「＝ SUM（」を入力する。　※「（」は左括弧を指す。
③ 【B3】～【D3】セルをマウスでクリックしながら選択する。※選択する際にはマウスで【B3】セルをクリックしても、キーボードの【Shift キー】＋【方向キー】で【B3】～【D3】セルをまとめて選択しても、手入力で「B3:D3」と入力してもよく、3 つの方法で選択することができる。
④ SUM 関数に用いるセルを選択後「）」を入力する。※「）」は右括弧を指す。
⑤ 【Enter キー】を押すと、計算が終了し、【E3】セルに 100 ＋ 200 ＋ 300 の答え 600 が表示される。

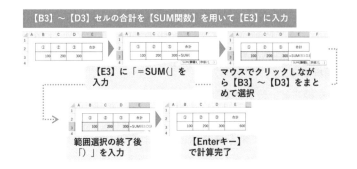

＜【SUM 関数】を用いた計算方法②＞　【 全 Ver 共通 】

①で説明した方法のほかに、右図の【関数の挿入】ボタンより入力する方法がある。【関数の挿入】ボタンを用いて関数を使用する場合、範囲選択をより行いやすいといったメリットもある。

①と同様に【B3】～【D3】セルの合計値を【SUM 関数】を用いて【E3】に算出する方法を下記に示す。

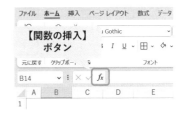

① 【E3】セルを選択する。
② 【関数の挿入】ボタンを選択する。
③ 関数の一覧より【SUM】を選択し、【OK】を選択する。

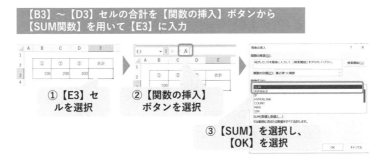

④ 【数値1】の右横にある【引数の選択】ボタンを選択する。
⑤ 新しく【関数の引数】ウインドウが出てきたら【B3】～【D3】セルを選択する。
⑥ 範囲の選択が完了したら【引数の確定】ボタンを選択する。

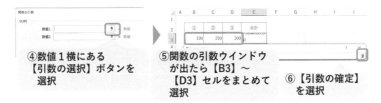

⑦ 【数値1】の欄にて範囲が正しく選択されていることを確認し、【OK】を選択する。
⑧ 【E3】セルに【SUM 関数】を用いた計算結果が反映される。

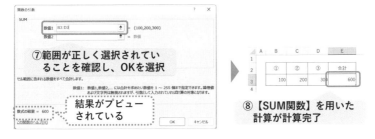

Excel でよく使用する関数を以下にまとめる。

関数の種類	関数でできる内容	関数の入力例
計算で用いる関数		
SUM 関数	合計を求める関数	= SUM（選択範囲）
SUMIF 関数	条件を指定して合計を求める関数	= SUMIF（範囲, 検索条件, 合計範囲）
AVERAGE 関数	平均を算出する関数	= AVERAGE（選択範囲）
VARP 関数	分散を算出する関数	= VARP（選択範囲）
STDEVP 関数	標準偏差を算出する関数	= STDEVP（選択範囲）
MAX 関数	選択範囲内の最大値を求める関数	= MAX（選択範囲）
MIN 関数	選択範囲内の最小値を求める関数	= MIN（選択範囲）
MEDIAN 関数	選択範囲の中央値を求める関数	= MEDIAN（選択範囲）
COUNT 関数	選択範囲の中に数値や時刻のデータがいくつあるか数える関数	= COUNT（選択範囲）
COUNTIF 関数	条件に一致するデータの数を求める関数	= COUNTIF（選択範囲, 検索条件）
RANK 関数	選択範囲における順位を表示する関数	= RANK（数値, 範囲, 順序）
文字列の編集で用いる関数		
TODAY 関数	現在の日付を表示する関数	= TODAY（ ）
CONCATENATE 関数	文字列を結合する関数	= CONCATENATE（文字列, …, "任意の文字"） ※「""」で任意の文字を挟むとその文字を結合可能
LEFT 関数	左端から指定の文字数を取り出す関数	= LEFT（文字列, 文字数）
RIGHT 関数	右端から指定の文字数を取り出す関数	= RIGHT（文字列, 文字数）
その他の関数		
IF 関数	条件によって利用する式を変える関数	= IF（論理式, 真の場合, 偽の場合）
VLOOKUP 関数	範囲を縦方向に検索し、該当する値を表示する関数	= VLOOKUP（検索値, 範囲, 列番号, 検索方法）

（4）数式・関数のコピー　【 全 Ver 共通 】

　一度入力した数式や関数をほかの行や列にコピーした場合、計算方法を引き継ぐとともに自動的に行や列の番号を変更して計算を行ってくれる。なお、下図は解説のため、数式を文字列として表示している。

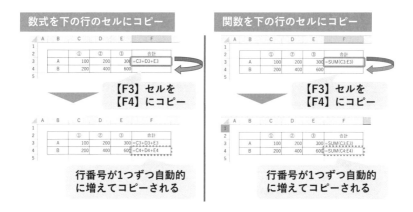

(5) オートフィル 【全 Ver 共通】

　セルを選択した際、セルの右図のようにセルの右下に【■】の表示が出る。この【■】をドラッグしながらほかのセルを選択することで、元のセルに入力されている値をコピーしたり、上述した数式のコピーを行ったり、一定の法則がある文字列や数値の場合は、その法則に従って値を自動生成してくれたりする。これをオートフィルという。

　以下にオートフィルでのコピー例を示す。

＜１行もしくは１列のみの値をオートフィルでコピーした場合＞
【全 Ver 共通】

　数値やアルファベット単独で入力したものは、値がそのままコピーされる。一方で、「1月」「1日」「2024年」といったものをオートフィルでコピーすると1つずつ値が増えていく結果となる。また、「曜日」や「十二支」もひとつずつ値が変化していく。

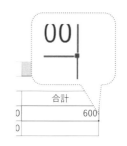

元の値	1	a	1月	1日	月	2024年	子
	1	a	2月	2日	火	2025年	丑
オートフィルで	1	a	3月	3日	水	2026年	寅
生成される値	1	a	4月	4日	木	2027年	卯
	1	a	5月	5日	金	2028年	辰
	1	a	6月	6日	土	2029年	巳

← この行の値を下方向にオートフィルで値をコピー

規則性のあるものは、1行のみの入力でも値が変化してコピーされる

＜２行もしくは２列の値をまとめてオートフィルでコピーした場合＞ 【全 Ver 共通】

　「1」「2」といった規則性が認められるものをまとめてオートフィルでコピーした場合、その後のセルの値は「3，4…」と値が増加していく。「a」「b」といったものは、「a,b,a,b…」と繰り返してコピーがなされる。

元の値	1	101	a
	2	102	b
	3	103	a
オートフィルで	4	104	b
生成される値	5	105	a
	6	106	b

← 2行をまとめて選択し、下方向にオートフィルで値をコピー

数値は増加し、アルファベットは繰り返される

(6) 絶対参照

　数式をコピーする際、値を固定したいセルがある場合に使用するのは絶対参照である。下図の場合、本来であれば分母となる値【C7】セルは固定しなければならないが、【C7】を固定せずにコピーした場合、分母となるセルが【C8】となってしまい正しく計算がなされなくなってしまう。

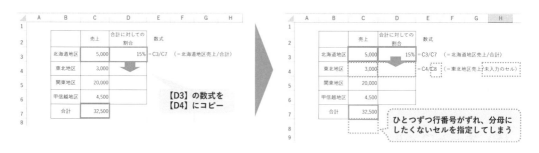

　このような状況を起こさないために、セルの行番号か列番号もしくは両方の前に【$】をつけることで、数式をコピーした際にそのセルの位置を固定することができる。

<【B6】セルを絶対参照した場合>　【 全 Ver 共通 】

① B6　→　列も行も固定の絶対参照であり、数式をコピーしても【B6】セルはずっと固定のままである。

② $B6　→　列番号のみ固定の絶対参照であり、横方向にコピーしても【B6】セルの選択は変わらない。一方で縦方向にコピーすると【B5】【B7】と選択するセルが変化する。

③ B$6　→　行番号のみ固定の絶対参照であり、横方向にコピーすると【A6】【C6】とセルの選択が変化する。一方で、縦方向にコピーしても【B6】セルの選択は変わらない。

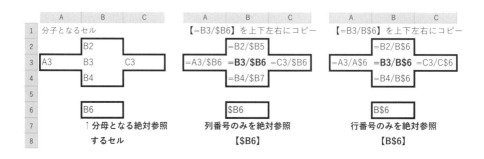

(7) 「%」表示の変更　【 無料 Web 版機能なし 】

　計算結果が「0.15」などとなった場合、リボンの【ホーム】→【数値】→【パーセントスタイル】を選択すると「15％」表記に変更することができる。なお、パーセント表示時に小数点以下を示したい場合は(1)で説明した【小数点以下の表示桁数を増やす】を選択するとよい。

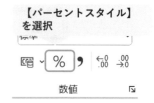

【パーセントスタイル】を選択

編集点 9

☑ 以下で指定した関数を用いて、青色のセル部分の計算を行う。

☑ なお、診療科別割合は「4〜6月診療科合計」÷「4〜6月全診療科合計」で計算を行い、算出された数値は％表記、小数点第1位までの表示とする。

	A	B	C	D	E	F	G	H	I
1									
2		A病院診療科別4〜6月患者集計表							
3		診療科名	4月患者数	5月患者数	6月患者数	4〜6月合計	月平均	診療科別割合	
4		内科	4,100	5,000	4,700				
5		整形外科	2,300	2,400	2,500		AVERAGE関数	割り算＋絶対参照＋％表示	
6		耳鼻咽喉科	300	300	400				
7		整形外科	1,200	1,000	900	SUM関数			
8		心臓血管外科	600	600	600				
9		眼科	800	700	900				
10		皮膚科	1,000	400	400				
11		合計		SUM関数					
12		最大値		MAX関数					
13		最小値		MIN関数					
14									

計算が完了したら、数値が下記と同じか確かめを行う。

A病院診療科別4〜6月患者集計表

診療科名	4月患者数	5月患者数	6月患者数	4〜6月合計	月平均	診療科別割合
内科	4,100	5,000	4,700	13,800	4,600	44.4%
整形外科	2,300	2,400	2,500	7,200	2,400	23.2%
耳鼻咽喉科	300	300	400	1,000	333	3.2%
整形外科	1,200	1,000	900	3,100	1,033	10.0%
心臓血管外科	600	600	600	1,800	600	5.8%
眼科	800	700	900	2,400	800	7.7%
皮膚科	1,000	400	400	1,800	600	5.8%
合計	10,300	10,400	10,400	31,100		
最大値	4,100	5,000	4,700	13,800		
最小値	300	300	400	1,000		

6.3.5 Excel でのグラフの活用

　グラフを用いることで、数値情報を視覚的に、よりわかりやすく表現することが可能となる。グラフを用いる際には、目的に応じて正しいグラフの種類を選択しなければならないため、様々なグラフを作成できるようになることはもちろん、それぞれのグラフの目的を理解することも同時に求められる。

本項では、各種グラフの作成方法およびグラフに挿入すべき要素、それぞれのグラフであらわせるものや目的について解説を行う。

（1）Excel でよく用いるグラフの種類

エクセルでは全 17 種のグラフと複数のグラフを組み合わせた組み合わせグラフを使用することができる。また、それぞれのグラフには異なるスタイルのグラフが用意されており、【縦棒グラフ】には【集合縦棒】【積み上げ縦棒】【100％積み上げ縦棒】【3-D 集合縦棒】【3-D 積み上げ縦棒】【3-D 100％積み上げ縦棒】【3-D 縦棒】の 7 種類が用意されている。

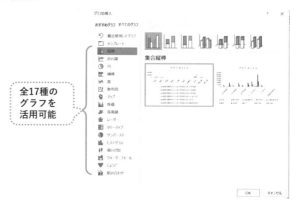

全17種の
グラフを
活用可能

よく使うグラフとしてあげられるのが【縦棒グラフ】【横棒グラフ】【折れ線グラフ】【円グラフ】【散布図】【レーダーチャート】の 6 種である。以下この 6 種のグラフ作成方法および【組み合わせグラフ】の作成法について解説していく。

（2）縦棒グラフ

縦棒グラフは異なる要素の数値を棒の高さで表現するためのグラフである。同じ要素の時系列での変化を示す場合には後述する折れ線グラフを用いることが多い。

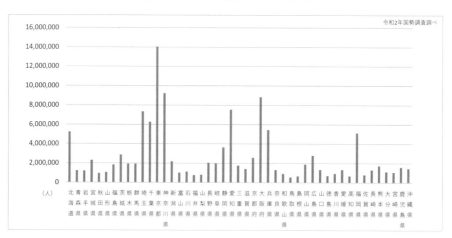

縦棒グラフを作成する際には、下記の手順でデータを並べると、みているほうは理解がしやすくなる。

・順序関係がない場合：多い順から少ない順（またはその逆）
・順序関係がある場合：都道府県（北から順に）、名称（五十音順）、血液型（A，B，O，AB）
※「その他」の項目がある場合は、「その他」の棒は最後に配置する。

下記の手順に沿って縦棒グラフを作成してみよう。

＜事前準備＞

右記の表を用いて、縦棒グラフの集合棒グラフの作成方法の解説を行う。

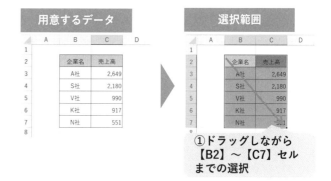

①ドラッグしながら【B2】～【C7】セルまでの選択

＜縦棒グラフ作成の手順＞ 【 無料 Web 版のみ一部操作方法異なる 】

① 項目名にしたい列と数値を入力した列の 2 行をドラッグしながら選択する。

② リボンの【挿入】→【グラフ】→【縦棒】→【2-D 縦棒】→【集合縦棒】を選択する。

③ 表を作成したシート上に縦棒グラフの挿入が完了する。

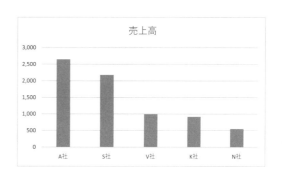

＜グラフ要素の追加＞ 【 無料 Web 版のみ一部操作方法異なる 】

グラフを作成した際、数値が何を表しているのか、軸に書かれている数値の単位は何かを明確に示すことが必要である。それらを作成したグラフ上にグラフ要素として追加する。グラフ要素を追加する際、棒グラフ上に数値を入力する等の機能もあるため合わせて解説する。

（軸に「売上高（百万円）」の軸ラベルを追加する）

① 作成したグラフを選択する。

② リボンの【グラフのデザイン】→【グラフのレイアウト】→【グラフ要素の追加】を選択し、追加するパーツの一覧が出てくるため、【軸ラベル】→【第 1 縦軸】を選択する。

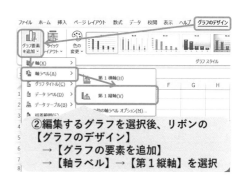

②編集するグラフを選択後、リボンの【グラフのデザイン】
　→【グラフの要素を追加】
　→【軸ラベル】→【第 1 縦軸】を選択

③ 縦軸の横に「軸ラベル」が表示されるため「売上
　高(百万円)」を入力する。

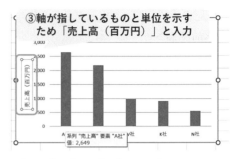

④ 文字の方向を変更する場合は、リボンの【ホーム】→【配置】→【方向】→【縦書き】を選択する。

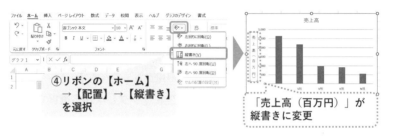

<棒グラフ上にラベル(数値)を追加する> 【 無料 Web 版のみ一部操作方法異なる 】

① 作成したグラフを選択する。

② リボンの【グラフのデザイン】→【グラフの
　レイアウト】→【グラフ要素の追加】を選択
　し、追加するパーツの一覧が出てくるため、
　【データラベル】→【外側】を選択する。

　※今回は外側を選択しているが、実際に皆が
　活用する際には挿入したい位置を選択してほ
　しい。

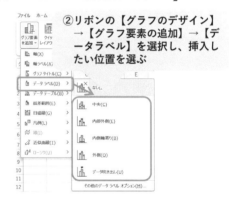

<グラフの移動> 【 無料 Web 版のみ機能なし 】

　作成したグラフは通常データがある Sheet 上に
作成されるが、別なシートに移動することもできる。
今回はグラフだけ表示する Sheet への移動を行う。

① 作成したグラフを選択後、右クリックして【グ
　ラフの移動】を選択する。

② 【新しいシート】を選択し、OK を選択する。

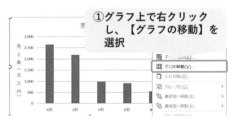

③ 先ほど作成したグラフだけのシートが新しくできる。

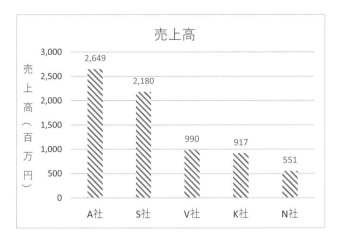

参考
1

棒の色の変更方法 【無料 Web 版のみ一部機能なし】

① 作成したグラフの棒を選択する。1回のクリック
ですべての棒の色を変更でき、2回クリックする
とその棒の色のみ変更することができる。

② 右クリックし、【塗りつぶし横の▼】を選択後、色
を選ぶと棒の色が変更される。

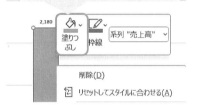

②右クリックすると出てくる
【塗りつぶし横の▼】を選
択し、変更したい色を選ぶ

③ 色の選択時に【テクスチャ】→【その他の
テクスチャ】→【塗りつぶし（パターン）】
を選択し、好みのパターンを選択すると、
単色ではない塗りつぶしができる。

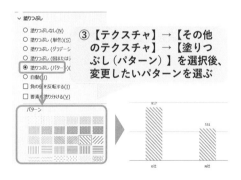

③【テクスチャ】→【その他
のテクスチャ】→【塗りつ
ぶし（パターン）】を選択後、
変更したいパターンを選ぶ

CHECK!! なぜパターンを使用する？
　カラー印刷で行う場合は色で他の棒と区別する
ことができるが、モノクロ印刷の場合、棒の色を
変更しても区別がつきにくくなる場合がある。そ
の際にパターンを変更しておくと、モノクロ印刷
においても容易に区別を行うことができる。

参考2　**軸の補助線間隔の変更方法**　【 全 Ver 共通 】

　軸の補助線間隔の変更方法である。通常はデータの値に従って自動で表示がなされるが、任意の定義に従って変更をすることができる。

① グラフ内の軸の数字を選択する。※今回のデータでは「0」～「3,000」の記載があるところ。

② 右クリックし、【軸の書式設定】を選択する。

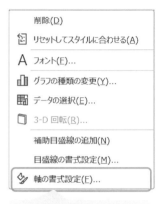

【軸の書式設定】を選択

③ 【軸の書式設定】内の【境界値】にて表示する最大値および最小値の設定を行う。0以上の数値を扱う場合、通常は最小値が「0」となっているが、特定の領域を強調したい場合は最小値の値を変更することで、表示領域を拡大することができる。

④ 同じ設定画面内の【単位】にて、軸の目盛間隔を調整することができる。

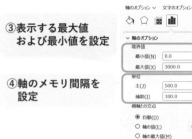

③表示する最大値および最小値を設定

④軸のメモリ間隔を設定

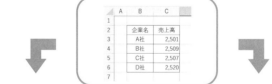

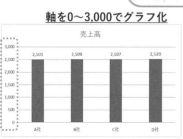

軸を0～3,000でグラフ化

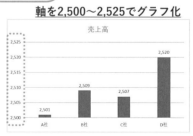

軸を2,500～2,525でグラフ化

参考
3

グラフデザインの変更方法 【 無料 Web 版のみ機能なし 】

グラフの背景色や棒グラフの色の
変更を行いたい場合、数種類のデザ
インがすでに用意されているため、
それらを使用することができる。リ
ボンの【グラフのデザイン】→【グラ
フスタイル】を選択後、好みのデザ
インを選択すると作成したグラフの
デザインが変更される。

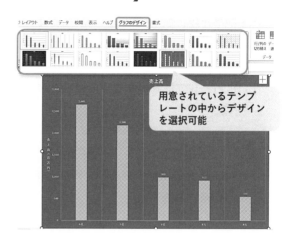

用意されているテンプ
レートの中からデザイン
を選択可能

<積み上げ棒グラフの作成方法> 【 無料 Web 版のみ一部操作方法異なる 】

下記のデータを用いて、積み上げ棒グラフおよびその他の編集方法の解説を行う。

用意するデータ

	A	B	C	D	E	F
1						
2		企業名	上半期売上高	下半期売上高	合計売上高	
3		A社	1,000	1,649	2,649	
4		S社	1,500	680	2,180	
5		V社	450	540	990	
6		K社	800	117	917	
7		N社	50	501	551	
8						

選択範囲

	A	B	C	D	E	F
1						
2		企業名	上半期売上高	下半期売上高	合計売上高	
3		A社	1,000	1,649	2,649	
4		S社	1,500	680	2,180	
5		V社	450	540	990	
6		K社	800	117	917	
7		N社	50	501	551	
8						

① 【B2】〜【D7】セルをドラッグしながら選択す
る。

② 【挿入】→【グラフ】→【縦棒】→【2-D 縦棒】→【積
み上げ縦棒】を選択する。

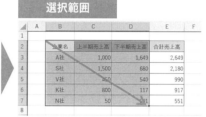

②リボンの【挿入】→【グラフ】
→【縦棒】→【2-D縦棒】
→【積み上げ縦棒】を選択

③ 上半期のデータと下半期のデータが
積みあがった棒グラフが作成される。

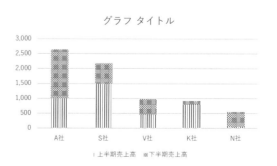

グラフ タイトル

■上半期売上高 ■下半期売上高

参考 1 **下半期のみの集合縦棒を作成する方法①** 【 全 Ver 共通 】

　上記で作成した表を用いて下半期のみの集合縦棒を作成する場合、離れたセルを選択する必要がある。この場合の手順を下記に記す。

① 【B2】～【B7】セルをドラッグしながら選択する。

② キーボードの【ctrl キー】を押しながら、【D2】～【D7】セルを選択すると、列が連続しない状態の列を選択できる。

③ 集合縦棒の挿入が完了すると、下半期のみの集合縦棒が作成される。

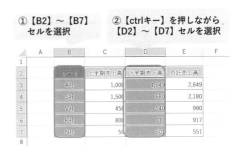

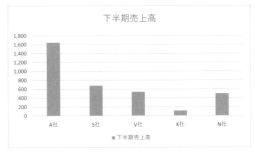

参考 2 **下半期のみの集合縦棒を作成する方法②** 【 無料 Web 版のみ一部操作方法異なる 】

　以下の方法は、上半期および下半期のデータを用いて集合縦棒を作成したのち、下半期のデータのみを表示させる方法である。

① 【B2】～【D7】セルをドラッグしながら選択する。
② 集合縦棒の挿入を完了する。
③ 作成されたグラフを選択すると、右側に【グラフフィルター】が表示されるので選択する。
④ 「下半期売上高」のみにチェックを入れて【適用】を選択すると下半期売上高のみの集合縦棒が作成される。A 社～ N 社までのいずれかを表示させたくない場合は、同様の手順で【カテゴリ】内のチェックを外すことで、表示する項目を選択することができる。

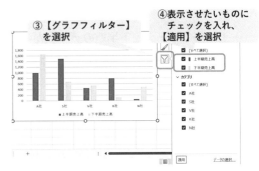

（3）横棒グラフ

横棒グラフは縦棒グラフと同じ用途で使うことが多く、横にしたほうが見やすい場合は横棒グラフを使用する。また、後述する 100％積み上げ横棒グラフ（帯グラフ）は、同じ 100％積み上げ縦棒と比較してより比較がしやすいために、横棒グラフとして用いることが多い。

＜ 2-D 横棒：100％積み上げ横棒グラフ（帯グラフ）の作成方法＞ 【全 Ver 共通】

100％積み上げ横棒（縦棒）は、各項目内の構成割合を比較したい際に使用する。

A 組および B 組の進路希望調査結果の内訳を組ごとで比較するため、右記の数値を用いて 2-D 横棒：100％積み上げ横棒の作成を行う。

用意するデータ

	A	B	C	D	E	F	G
1		卒後進路希望調査					
2			医療機関	進学	未定	合計	
3		A組	30	5	5	40	
4		B組	20	10	10	40	
5						(人)	

選択範囲

	A	B	C	D	E	F	G
1		卒後進路希望調査					
2			医療機関	進学	未定	合計	
3		A組	30	5	5	40	
4		B組	20	10	10	40	
5						(人)	

① 【B2】～【E4】セルをドラッグしながら選択する。

② リボンの【挿入】→【グラフ】→【縦棒/横棒グラフの挿入】→【2-D 横棒】→【100％積み上げ横棒】を選択する。

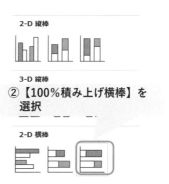

② 【100％積み上げ横棒】を選択

③ 右図のグラフが作成されるが、本来作成したいもの異なるため、データ選択の変更を行う。

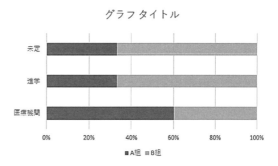

グラフ タイトル

④ グラフ上で右クリックし、メニュー内にある【データの選択】を選択する。

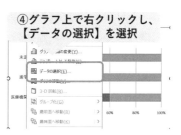

④グラフ上で右クリックし、【データの選択】を選択

⑤ 【行/列の切り替え】を選択し、【OK】を選択
する。

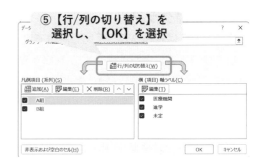

⑥ A組およびB組の内訳が示されている、
【100%積み上げ横棒グラフ】が完成す
る。

⑦ グラフ内のA組およびB組の順序を
入れ替えるためには、元のデータの並
び替えを行う。【B2】～【F4】セルをド
ラッグしながら選択し、リボンの【ホー
ム】→【編集】→【並び替えとフィルタ】→
【降順】を選択すると並び替えが完了し、グラフのデータも入れ替わる。

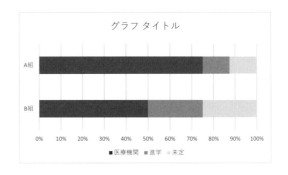

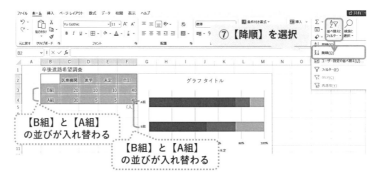

参考 **データの並び替え方法** 【全 Ver 共通】

　Excel にてデータを並び替える際に、並び替えたいデータすべてを選択して並び替え
ることが重要である。この際に、並び替える範囲の列および行をドラッグして選択するか、
並び替えたい範囲のセルをすべてドラッグして選択してから並び替えを行う。

　並び替えを行う際に、基本的には一番左にある列もしくは一番上にある行の数値が基
準となり、ほかの行/列の入れ替えが実施される。一番左もしくは一番上の行以外を基
準にしたい場合、もしくは条件を複数設けたい場合は【ユーザ設定の並び替え】を選択し、
条件設定を行う。

昇順：データが小さい順から並べる。（1，2，3，4）（A，B，C，D）、（あ、い、う、え、お）

降順：データが大きい順から並べる。（4，3，2，1）（D，C，B，A）、（お、え、う、い、あ）

　先頭行の項目名を選択範囲に含めて並び替えを行う場合は、【ユーザ設定の並び替え】を選択し【先頭行をデータの見出しとして使用する】にチェックを入れてから並び替えを実施する。

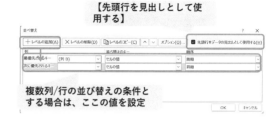

【先頭行を見出しとして使用する】

複数列/行の並び替えの条件とする場合は、ここの値を設定

（4）折れ線グラフ

　折れ線グラフは時間的な変化を示す際に用いるグラフである。都道府県別のデータを折れ線グラフで表現した場合、北海道から青森県の変化には意味を持たないため、このような場合には折れ線グラフは用いるべきではない。

　折れ線グラフを作成する際には、日時順にデータを作成し、左側から古い順に並べていくことが多い。

＜折れ線グラフの作成方法＞　【全 Ver 共通】

　下記のデータを用いて折れ線グラフ作成を行っていく。

用意するデータ

	A	B	C	D	E
1		東京都：2022年最高気温および湿度の月平均			
2			最高気温（℃）	相対湿度（%）	
3		1月	9.4	52	
4		2月	10.5	53	
5		3月	16.6	63	
6		4月	20.2	75	
7		5月	23.5	75	
8		6月	27.6	77	
9		7月	31.7	79	
10		8月	32.0	79	
11		9月	28.8	81	
12		10月	21.5	75	
13		11月	19.1	70	
14		12月	12.2	60	
15					

選択範囲

	A	B	C	D	E
1		東京都：2022年最高気温および湿度の月平均			
2			最高気温（℃）	相対湿度（%）	
3		1月	9.4	52	
4		2月	10.5	53	
5		3月	16.6	63	
6		4月	20.2	75	
7		5月	23.5	75	
8		6月	27.6	77	
9		7月	31.7	79	
10		8月	32.0	79	
11		9月	28.8	81	
12		10月	21.5	75	
13		11月	19.1	70	
14		12月	12.2	60	
15					

① データの選択範囲は縦棒グラフおよび横棒グラフの場合と同様であり、【B 2】～【D 14】セルまでをドラッグしながら選択する。

② リボンの【挿入】→【グラフ】→【2-D 折れ線】→【折れ線】を選択し、グラフの挿入を行う。なお、各月の値にマーカー（■や◆等のマーク）をつけたい場合は【マーカー付き折れ線】を選択する。

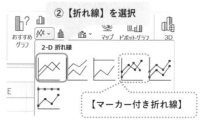

②【折れ線】を選択

2-D 折れ線

【マーカー付き折れ線】

③ 右図のように折れ線グラフの挿入
　が完了する。ただし、今回のケー
　スの場合、数値の単位に「℃」と
　「%」が混在しているため、それぞ
　れの軸の設定を実行しなければな
　らない。

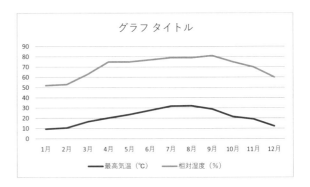

④ 【第 1 軸】を「最高気温(℃)」、【第 2 軸】を「相対湿度(%)」として、軸の設定と軸ラベルの挿
　入を行う。

⑤ グラフ内の相対湿度を示す折れ線を選択して右
　クリックし【データ系列の書式設定】を選択す
　る。

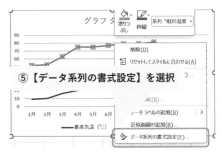

⑥ 【データ系列の書式設定】内の【第 2 軸】を選択する。

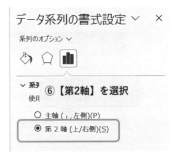

⑦ グラフ右側に【第 2 軸】が生成され、【相対湿度(%)】
　の折れ線の位置が変化する。

⑧ 第 2 軸が生成されたが、このままだとどちらの数値
　がどちらの軸に属するのか判断がつかないため、両
　軸に対して【軸ラベル】の挿入を行う。

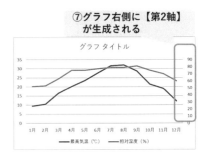

⑨ 第 2 軸の軸ラベルは【グラフ要素を追加】→【軸ラベル】→
【第 2 縦軸】を選択して挿入を行う。

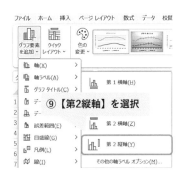

⑩ 【第 1 軸】の軸ラベルには「最高気温(℃)」、【第 2 軸】
の軸ラベルには【相対湿度 (℃)】と入力して完成とな
る。

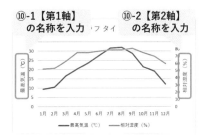

(5) 円グラフ

円グラフは全体に対する各項目の割合を示す際に用いる。なお、それぞれの値の絶対値の大小
を示すのには適していないグラフである。

円グラフの項目を並べる際には①大きいものから順に並べる②順序が決まっているものはその
順序で並べる(大変よい→よい→どちらでもない→悪い→大変悪い　等)のが望ましい。また、縦
棒グラフでも解説したが「その他」の項目がある場合は、最後に配置するのが一般的である。

＜円グラフの作成方法＞　【 全 Ver 共通 】

円グラフを作成するために下記のデータを用い、縦棒グラフ・横棒グラフの時と同様に項目名
からデータまで(【B2】〜【C7】セル)を選択してグラフ挿入を行う。なお、上記で解説した通り「そ
の他」の項目は最後に配置する。

用意するデータ	選択範囲

	A	B	C	D
1				
2		診療科名	診療科別割合	
3		内科	44%	
4		整形外科	23%	
5		整形外科	10%	
6		眼科	8%	
7		その他	15%	
8				

① 【B2】〜【C7】セルを選択する。

② リボンの【挿入】→【グラフ】→【円またはドーナツグ
　ラフの挿入】→【2-D 円】→【円】を選択する。

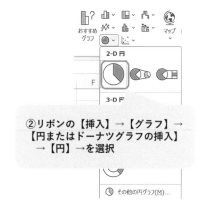

②リボンの【挿入】→【グラフ】→
【円またはドーナツグラフの挿入】
→【円】→を選択

③ 円グラフの挿入が完了する。シンプルな円
　グラフであるため、各項目の割合などは記
　載されていない状態である。なお、グラフ
　名として表示されるのは【C2】セルに入力
　している値となっているため、必要であれ
　ば適宜変更や削除を行う。

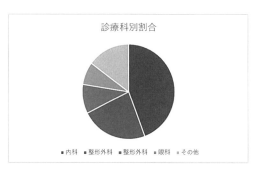

④ 各項目に数値を明記したい場合はグラフを選
　択し、【グラフのデザイン】→【グラフ要素の
　追加】→【データラベル】を選択し、その後挿
　入したい位置を選択すると各項目に数値が表
　示される。

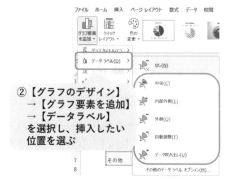

②【グラフのデザイン】
→【グラフ要素を追加】
→【データラベル】
を選択し、挿入したい
位置を選ぶ

数値が挿入された円グラフが完成する。※今回は【デー
タ吹き出し】を選択

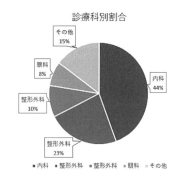

⑤ テンプレートからも数値付きのデザインを選択することができる。※デザイン 10 を使用

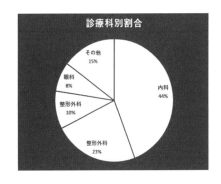

CHECK!! 3D グラフは用いるべき？

　3D グラフを用いることで、おしゃれに見せることもできるが、手前にある部分がより強調されて見えてしまうため、実際の数値とは異なる印象を与えてしまう。そのため、正しい理解を促すため、使用する場面を厳選する必要がある。研究結果や成果を示す場合にはできるだけ使用は避けたほうがベターである。

2-D円グラフ

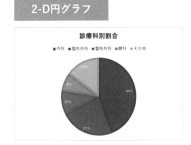

3-D円グラフ

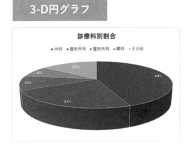

（6）散布図

　散布図は 2 値の量的データの関係性をみるときに用いることが多い。散布図にすると、より視覚的に相関関係の有無をみることができる。X 軸として用いたい値を選択範囲の 1 列目に、Y 軸に用いたい値を選択範囲の 2 列目としてデータを作成する。

＜散布図の作成方法＞　【全 Ver 共通】

　散布図を作成するために、下図のようなデータを用意する。1 つの対象に対して 2 列のデータを揃えたものである。今回は英語のテストと数学のテスト結果 10 名分を例として用いている。

用意するデータ

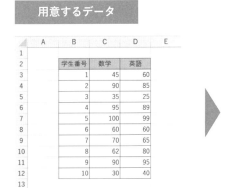

選択範囲

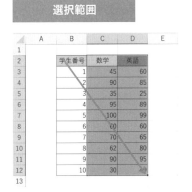

① 散布図を作成する際、数学と英語の項目名とデータの 2 列（【C2】〜【D12】セル）を選択する。この際、縦棒グラフや横棒グラフとは異なり、学生番号の列は選択しない。

② リボンの【挿入】→【グラフ】→【散布図（X, Y）またはバブルチャートの挿入】→【散布図】→【散布図】を選択する。

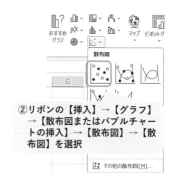

②リボンの【挿入】→【グラフ】→【散布図またはバブルチャートの挿入】→【散布図】を選択

③ 散布図が作成されるが、グラフタイトルとして 2 列目の項目名（今回の例であれば「英語」）が自動的に入るため、削除（「英語」の枠線を選択して【back space キー】もしくは【delete キー】を押すと削除できる）もしくは名前の変更を行う。

2列目の項目名がグラフタイトルとして入るため、適宜変更か削除する

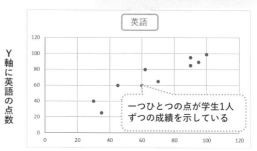

Y 軸に英語の点数

一つひとつの点が学生1人ずつの成績を示している

X軸に数学の点数

X 軸の値は 1 列目の数学となり、Y 軸の値は 2 列目の英語の値となる。わかりやすく示すために、適宜軸ラベルの挿入等を行って完成となる。

(7) バブルチャート

　2 値を用いて作成した散布図にもう 1 値を点の大きさとして加えたのがバブルチャートである。X 軸に用いたい値を選択範囲の 1 列目に、Y 軸に用いたい値を選択範囲の 2 列目に、円（点）の大きさとして表現したい値を選択範囲の 3 列目としてデータを準備する。

<バブルチャートの作成方法>　【 無料 Web 版のみ機能なし 】

　バブルチャートを作成するため、3 値の値を持っているデータを用意する。

用意するデータ

	患者数	医業収入	医師一人当たり医業収入
	200	5,000	100
	100	4,800	240
	300	2,000	200
	400	8,000	100
	500	4,000	50

選択範囲

	患者数	医業収入	医師一人当たり医業収入
	200	5,000	100
	100	4,800	240
	300	2,000	200
	400	8,000	100
	500	4,000	50

① 散布図の作成時とは異なり、項目名を含まない【B3】〜【D7】セルを選択する。

② リボンの【挿入】→【グラフ】→【散布図（X,Y）
またはバブルチャートの挿入】→【バブル】→
【バブル】を選択する。

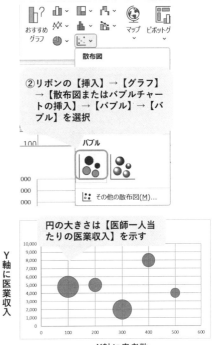

③ バブルチャートの作成は完了する。

（8）レーダーチャート

1つの対象において上限値が同じ複数の項目の状況をクモの巣上のグラフで表現するのがレーダーチャートである。近年ではカラオケの採点結果で目にすることも多い。

<レーダーチャートの作成方法> 【全 Ver 共通】

レーダーチャートを作成するためには、上限値が同じ複数のデータを用意する。今回は下記のそれぞれ100点満点の5教科の試験結果のデータを用いる。

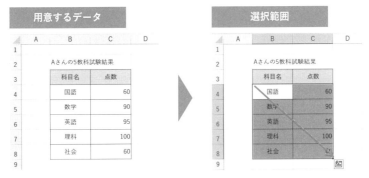

① 【B4】～【C8】セルまでをドラッグしながら選択する。なお、今回は項目名は含めずに選択を行う。
② リボンの【挿入】→【グラフ】→【ウォーターフォール図、じょうごグラフ、株価チャート、等高線グラフ、レーダーチャートの挿入】→【レーダー】→【レーダー】を選択する。
③ レーダーチャートの作成が完了する。なお、上部にある【グラフタイトル】は適宜変更する

か削除するかの対応を行う。

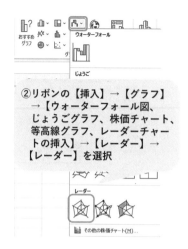

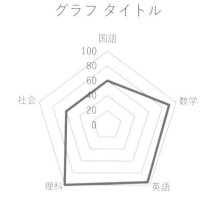

（9）2 つのグラフの重ね合わせ（複合グラフ）

これまで様々なグラフを扱ってきたが、異なる種類のグラフを 1 つのグラフ内で表現することができる。これが組み合わせグラフである。今回は、縦棒グラフと折れ線グラフの組み合わせを例として作成方法を以下に示す。

＜複合グラフの作成方法＞　【 無料 Web 版のみ機能なし 】

複合グラフの折れ線グラフに使用するデータとして気温のデータを、縦棒グラフに使用するデータとして降水量のデータを使用する。

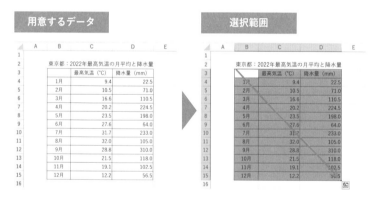

① 【B3】～【D15】セルまでをドラッグしながら選択する。なお、今回は項目名も含めて選択を行う。
② リボンの【挿入】→【グラフ】→【複合グラフ】→【組み合わせ】→【集合縦棒－折れ線】を選択する。

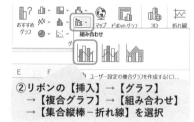

③ 最高気温が縦棒グラフに、降水量が折れ線グラフになった複合グラフが作成されるため、グラフの種類の変更と第2軸の設定を行う。

④ グラフ上で右クリックし、メニュー内の【グラフの種類の変更】を選択する。

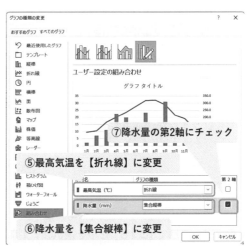

④グラフ上で右クリックし、【グラフの種類の変更】を選択

⑤ 「最高気温(℃)」を【折れ線】に変更する。

⑥ 「降水量(mm)」を【集合縦棒】に変更する。

⑦ 「降水量(mm)」の第2軸にチェックを入れて【OK】を選択する。

⑧ 「最高気温(℃)」が折れ線に、「降水量(mm)」が縦棒になった複合グラフが作成される。各軸は何を示しているのか明記されていないため、第1軸および第2軸の軸ラベルの挿入を行って完成となる。

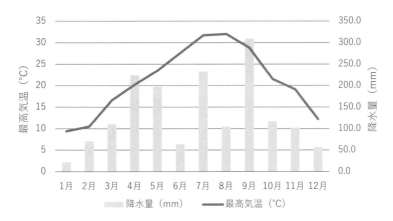

(10) スパークライン

上記で作成したようなグラフではなく、1つのセルの中に簡易的にグラフを作成できる機能がスパークラインである。【折れ線】【縦棒】【勝敗】の3種から選択できる。

11月	19.1	102.5
12月	12.2	56.5

<スパークラインの作成方法> 【 無料 Web 版のみ機能なし 】

複合グラフを作成した時と同じデータを用意する。複合グラフと同じく、「最高気温」を折れ線グラフ、「降水量」を縦棒グラフのスパークラインを作成する。

① 12 月の下の空いているセル【C 16】セルを選択する。

② リボンの【挿入】→【スパークライン】→【折れ線】を選択する。

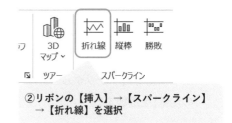

②リボンの【挿入】→【スパークライン】→【折れ線】を選択

③ 【データ範囲】にカーソルを合わせ、【C 4】～【C15】セルをドラッグしながら選択し、【C4：C 15】が表示されたことを確認して【OK】を選択する。

④ ①で選択した【C 16】セルに折れ線のスパークラインが作成される。

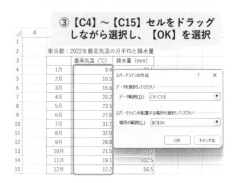

③ 【C4】～【C15】セルをドラッグしながら選択し、【OK】を選択

⑤ 降水量のスパークラインを作成する際には、同様の手順で【D 16】セルを選択後、【挿入】→【スパークライン】→【縦棒】を選択し、データ範囲の選択を行うと作成される。

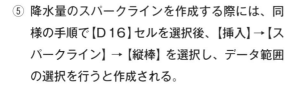

作成された【折れ線】と【縦棒】のスパークライン

6.4 PowerPoint の操作方法

6.4.1 PowerPoint の基本画面説明
【 2019 以前の Ver および Web 無料版一部異なる表示あり 】

Microsoft 365 での画面構成を説明する。PowerPoint の起動方法およびファイルの開き方・保存方法等の操作は Word・Excel と同様である。

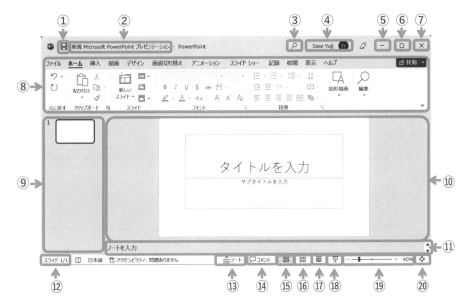

① **上書き保存**

☞ここをクリックすることで、ファイルの上書き保存が実行される。

② **ファイル名**

☞現在開いているファイル名が表示される。

③ **検索バー**

☞ブック内のテキストや行いたいアクション、ヘルプなどを検索できる。

④ **Microsoft アカウントのユーザ名**

☞ログインしているユーザ名が表示される。

⑤ **画面の最小化ボタン**

☞ Excel の画面を最小化(Windows のタスクバーに格納)することができる。

⑥ **画面の最大化 / 元の大きさに戻すボタン**

☞ Excel の画面を最大化もしくは自身で設定した大きさに戻すことができる。

⑦ **画面を閉じるボタン**

☞ Excel の画面を閉じることができる。現在の状態が保存されていない場合は、保存をするかどうかのアラートが表示される。

⑧ **リボン**

☞各機能が集約されており、機能ごとにタブで分類されている。

⑨ **サムネイル領域**
　☞作成したスライドがサムネイル（縮小版）で表示される。移動したいサムネイルをドラッグ＆ドロップすることでスライドの順序を変更することができる。

⑩ **スライド編集領域**
　☞スライド内容の編集はこの領域で行う。

⑪ **ノート領域**
　☞スライドごとにメモを記述することができる。ここで入力した内容はスライドショー実行時に発表者ツールで表示することができるとともに、印刷時にスライドと合わせて印刷することができる。

⑫ **スライド枚数 / 現在開いているスライド番号**
　☞開いているファイル内で作成されている全スライド枚数および現在選択しているスライド番号が表示される。

⑬ **ノート表示の有無**
　☞このボタンを選択することで、ノート領域を隠すことができる。再度開く際にはもう一度選択するとノート領域が表示される。

⑭ **コメント画面**
　☞各スライドに対してコメントを記述できる。

⑮ **表示モード：標準**
　☞スライド編集領域・サムネイル領域・ノート領域の３つが表示される、PowerPoint の標準的な画面構成である。

⑯ **表示モード：一覧**
　☞サムネイルが一覧で表示される。

⑰ **表示モード：閲覧表示**
　☞印刷設定に従い、印刷時のレイアウトを表示することができる。

⑱ **スライドショー**
　☞スライドショーを開始できる。

⑲ **ズームバー**
　☞表示倍率を変更することができる。

⑳ **ウィンドウ幅に合わせてスライドの大きさを調整**
　☞現在開いているウィンドウ幅に合わせて、スライド編集領域を拡大/縮小してくれる機能である。

6.4.2　PowerPoint の基本操作

（1）新しいスライドの追加　【全 Ver 共通】

　新しいスライドを追加したい場合、サムネイル上で【右クリック】→【新しいスライド】を選択すると、何も入力がされていない新しいスライドが１枚追加される。すでに作成済みのスライド間に追加したい場合は、サムネイルのスライドの間をクリックし、その後【右クリック】→【新しいスライド】と選択すると、間に新しいスライドが追加される。

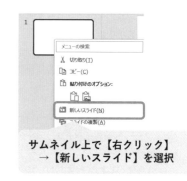

**サムネイル上で【右クリック】
→【新しいスライド】を選択**

（2）スライド順序の変更方法 【全 Ver 共通】

サムネイル上で、変更したいスライドをドラッグ
しながら上下に移動し、移動させたい場所でドロッ
プするとスライドの順序が変更される。

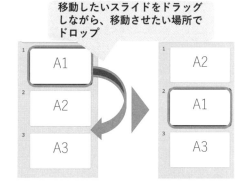

（3）スライドレイアウト 【全 Ver 共通】

スライド作成時には目的に応じて様々なレイアウ
トを活用できることが求められる。表紙や中見出し
を作りたい際にはタイトルが大きく入力できるレイ
アウトを、コンテンツスライドを作成する際にはタ
イトルとコンテンツが入力できるレイアウトを選択
する。

スライドレイアウトはサムネイル上で【右クリッ
ク】→【レイアウト】を選択し、複数表示されるレイア
ウトから自身の目的に応じたレイアウトを選択する。

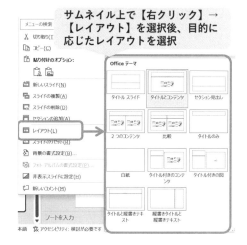

（4）ファイル間のスライド移動方法

グループワーク等で、各人が作ったスライドを 1 つのファイルに統合することができる。こ
れにより効率的にグループワークを進めることができる。スライドの統合方法は以下のとおりで
ある。

<ファイル間スライド統合方法> 【無料 Web 版のみ機能なし】

A さんが作成したスライド 3 枚（A1 〜 A3）の A1 スライドと A2 スライドの間に B さんが
作成したスライド(B1 〜 B3)の B1 スライドを挿入する。
① スライドを統合したいファイルを 2 つ（A さんと B さんのファイルをそれぞれ）開く。
② B さんが作成したスライドの B1 スライドのサムネイルをドラッグしながら A さんのファ
イルのサムネイル欄の A1 スライドと A2 スライドの間にドロップする。

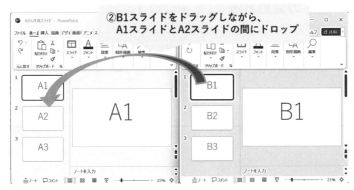

③ A1スライドとA2スライドの間にB1スラ
イドが挿入され、A1→B1→A2→A3ス
ライドの順にスライドの統合ができる。

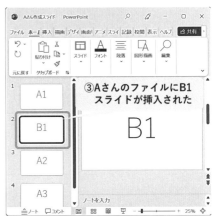

※上記の②および③の作業は、【サムネイルのB1
スライド上で右クリック→コピー】をしたのち【サム
ネイルのA1スライドとA2スライドの間でクリッ
ク→右クリック→貼り付け】でも行うことができる。

（5）スライドサイズの選択

PowerPointでスライド
を作成する際、スライドサイ
ズに気を付けることが求めら
れる。そのため、スライドを
作り始める前にスライドサイ
ズの設定を行うことで、後々
の変更作業による手間を省く

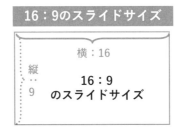

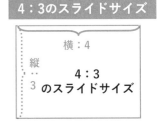

ことができる。スライドサイズとして横と縦の比率が16：9のものと、4：3のものがよく用
いられる。

スライドサイズは映し出すもの（スクリーンやモニタ）や、印刷するもののサイズに合わせるこ
とにより、領域を無駄なく使用することができる。

例 4：3のモニタやスクリーンに映し出す場合

4：3のスライドサイズで作成することにより、上下左右を無駄なく使用することができる。4：3のモ
ニタに16：9のスライドを映し出す場合、画面サイズにぴったりと合わないため上下が黒のブランク領域
として表示されてしまう。

例 16：9 のモニタやスクリーンに映し出す場合

　　16：9 のスライドサイズで再生することにより、上下左右を無駄なく使用することができる。16：9 の
モニタに 4：3 のスライドを映し出す場合、こちらも画面サイズとぴったりと合わないため、左右が黒の
ブランク領域として表示されてしまう。

<スライドサイズの変更方法>　【 全 Ver 共通 】

① リボンの【デザイン】→【ユーザ設定】→【スラ
　 イドのサイズ】を選択する。

② 【16：9】と【4：3】の 2 種から選択できる
　 ため、自身が用いたいサイズを選択する。
　 ※初期設定では 16：9 に設定されている。

①リボンの【デザイン】→
　【ユーザ設定】→【スライド
　のサイズ】を選択

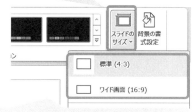

②【4：3】か【16：9】のどちらかを選択

③ 【16：9】から【4：3】に変更する場合、すでに
　 入力済み・作成済みのものを【最大化】とするか
　 【サイズに合わせて調整】するかを選択できる。
　 未入力の場合は、どちらを選択しても 4：3 の
　 サイズに合わせて調整されるが、入力済み・作
　 成済みのものは選択結果によって異なる反映と
　 なる。そのため、どちらかを選んだあと、【ctrl
　 キー＋ Z キー】を押すと 1 つ前の状態に戻すこ
　 とができるため、両方を比べて自身のイメージ
　 にマッチするものを選択してほしい。

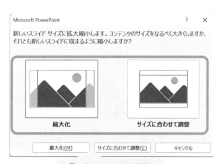

③どちらかを選択

（6）スライドデザインの選択

　スライドを作成する際、初期設定では白紙のデザインとなっているが、背景やフォントを変更
することができる。スライドデザインを変更することで、スライドにアクセントを加えることが
できるとともに、作成内容とスライドデザインを一致させることで、見せる相手により効果的な
印象付けを行うことにもつながる。一方で、スライドの内容と逆の印象を与えるデザインを選択
してしまうと、逆効果にもなるので注意する。

＜スライドデザインの変更方法＞　【 全 Ver 共通 】

① リボンの【デザイン】を選択し、【テーマ】の中に様々なスライドデザインが用意されている。

①リボンの【デザイン】を選択

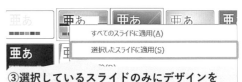

② それぞれのデザインにカーソルを合わせると、現在開いているスライドに変更後の様子がプレビューされ、クリックするとすべてのスライドに新しいデザインが反映される。

②カーソルを合わせるとプレビューされ、クリックするとすべてのスライドに新しいデザインが反映される

③ 選択しているスライドのみデザインを反映させたい場合は、デザイン上で右クリックし【選択したスライドに適用】を選ぶ。

すべてのスライドに適用(A)

選択したスライドに適用(S)

③選択しているスライドのみにデザインを適用する場合、デザイン上で【右クリック】→【選択したスライドに適用】を選択

Column　**用いるべきでないデザインとは？**

　スライドデザインを選択する際に考えなければならないのが【入力した文字とデザインの被り】である。デザインと被った文字はとても見づらい印象を与えてしまい、見る側が読むことを放棄することにもつながる。そのため、デザインを選択する際には文字と被らないデザイン、もしくは被らない範囲に入力範囲を限定する工夫を行ってほしい。

　スライド全体を使用したい場合は、あらかじめ入力の妨げとなるようなデザインは避けたほうがベターである。

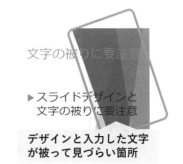

文字の被りに要注意

▶ スライドデザインと文字の被りに要注意

デザインと入力した文字が被って見づらい箇所

（7）テーマカラー　【 無料 Web 版のみ一部異なる機能あり 】

　各スライドデザインにはフォントカラーや図形の色があらかじめ設定されている。テーマカラーを変更することで、全体のイメージを変えることもできるため、色の工夫をしてみたい場合は、下記の方法で変更可能である。

<テーマカラーの変更方法>

① リボンの【デザイン】→【バリエーショ
ン右下の▼】を選択する。

② 【配色】を選択する。

③ 色の組み合わせが複数表示されるた
め、用いたい色の組み合わせを選択
するとスライドに反映される。

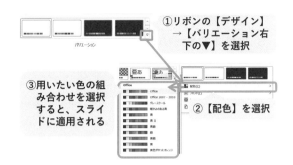

①リボンの【デザイン】
→【バリエーション右
下の▼】を選択

③用いたい色の組
み合わせを選択
すると、スライ
ドに適用される

②【配色】を選択

（8）スライドの別形式での保存

作成したスライドは通常 PowerPoint 形式で保存がされるが、PDF 形式や画像形式（JPEG
形式や PNG 形式）でも保存をすることができる。PDF 形式で保存をすることによりレイアウト
の崩れを防ぐことができるとともにフォントの維持を行うこともできる。また、画像形式で保存
することにより、作成したスライドを別な形で活用することも容易となる。

< PDF 形式での保存方法> 【 無料 Web 版のみ操作方法が異なる 】

① 通常の保存と同様に【ファイル】→【名前を付け
て保存】を選択する。

② 保存場所を選択後、【ファイルの種類】を
【PDF】に変更する。

②-2【PDF】を選択

②-1【ファイルの種類】を選択

③ PDF に変更後【オプション】ボタンが出てく
るため、【オプション】を選択する。

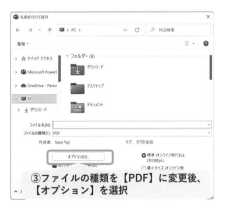

③ファイルの種類を【PDF】に変更後、
【オプション】を選択

④ 1 枚の用紙に複数スライドを配置する場合、
　【配布資料】を選択する。
⑤ 用紙 1 枚あたりに配置するスライドの枚数を
　選択する。

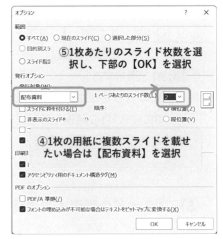

⑥ 今回は 2 枚に設定したため、用紙 1 枚に 2 スライド
　を配置した PDF ファイルが完成した。

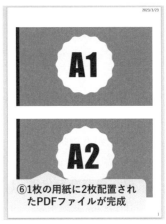

<画像形式での保存方法>　【 無料 Web 版のみ操作方法が異なる 】

① 通常の保存と同様に【ファイル】→【名前を付け
　て保存】を選択する。

② 保存場所を選択後、【ファイルの種類】を
　【JPEG】、【PDF】、【TIFF】、【GIF】等、目
　的に応じたファイル形式に変更する。

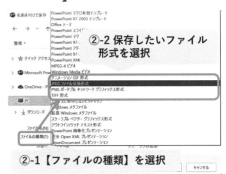

③【すべてのスライド】を選択する
　と、保存場所にフォルダが生成
　され、フォルダの中にスライド
　1 枚ずつの画像ファイルが生成
　される。

④【このスライドのみ】を選択する
　と、保存作業前に選択していた
　スライドのみが、保存場所に画
　像ファイルとして生成される。

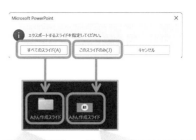

③【すべてのスライド】を
選択すると、フォルダが
作成されその中にスライ
ドごとの画像ファイルが
生成される

④【このスライドのみ】を
選択すると、保存場所に
画像ファイルが1つのみ
生成される

6.4.3　PowerPoint でのスライド作成基礎

　PowerPoint でプレゼンテーション用のスライド作りを行う際、一番重要視してほしいのは
「見やすさ」である。もちろん内容が薄いスライドは作成するべきではないが、どんなに素晴らし
い内容であっても、視聴する側が見づらいと感じるスライドだと、彼らに内容の理解を促したり、
その発表に好印象を持ってもらうことも困難になる。そのためスライド作りを行う際には、見る
側の立場に立って、「見やすさ」を意識することが不可欠である。

（1）文字の大きさ

　プレゼンテーション用スライドを作成する際、会場の後ろからでも認識できる文字の大きさに
することが重要である。小さすぎる文字の場合、会場の後方からでは認識することが困難となり、
読んでもらうことができなくなってしまう。

　上記の理由より、フォントの大きさは **28～32 pt 前後**を目安として作成するのが望ましい。
なお、内容の重要度が低い箇所の文字が一部小さくなる分には問題はないが、見る側が認識でき
る大きさであるかどうかの確認が必要である。

（2）フォント

　各 OS には様々なフォントが用意されており、Microsoft Office でもそれらのフォントを活
用することができる。プレゼンテーション用スライドを作成する際には**ゴシック体や UD 教科
書体**の使用が基本となり、明朝体や行書体は避けるべきフォントである。明朝体と行書体は太い
線と細い線が混じっているため、視認性が落ちる。一方で、ゴシック体や UD 教科書体はどの
線も同じ太さなので、見やすいフォントとしてあげられる。

　また、ゴシック体の中でもポップ体は発表の場にそぐわないこともあるため、プレゼンテーショ
ンの内容や場によっては避けたほうがよいフォントである。

　ゴシック体の中でも様々なフォントがあるが、選ぶ際に参考になるのは太字とのコントラスト
である。太字とのコントラストがあるとより太字を強調することができるようになる。太字との
コントラストがある代表的なフォントは**メイリオ**、**Meiryo UI** があげられる。

⋮ **（3）フォントの色**

　背景が白系の場合はフォントの色は黒、背景が黒系の場合はフォントの色は白がベースとなる。また、それぞれ強調する際に用いる色としては背景色が白系の場合は赤、背景色が黒系の場合は黄色などがあげられる。ただし、赤等の色を使用する際には原色の使用を避け、トーンを落とした色を使用する方が、より文字の視認性が向上する。

＜トーンを下げる方法＞　【 無料 Web 版のみ操作方法が異なる 】

① 原色の赤がフォント色として設定されている場合、色を変えたい文字列を選択後、リボンの【ホーム】→【フォント】→【フォントの色横の▼】を選択する。

② 【その他の色】を選択する。

③ タブの【ユーザー設定】を選択する。

④ 【◀】をドラッグしながら少し下に下げると少しトーンを下げた赤となる。

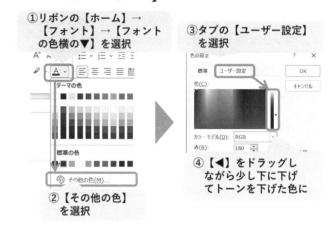

⋮ **（4）スライドタイトル**

　スライドを作成する際、1 枚のスライドには複数のテーマを盛り込まず、単一のテーマで構成すれば説明もしやすく、見ているほうの理解も深まる。また、その際にスライドタイトルとして内容を簡潔に表す文言を記述しておくと、スライドタイトルを見ただけで現在どのような内容のスライドを説明しているのかを理解することができる。そのような理由から、各スライドには複数テーマを盛り込まず、内容を簡潔に表すスライドタイトルをつけるように意識してほしい。

　また、同じテーマのスライドが複数枚続く際にはスライドタイトルに「調査方法①」「調査方法②」や「調査方法 1/2」「調査方法 2/2」と記述しておくことで、その内容が複数枚にわたるということも示すことができる。

⋮ **（5）スライド番号**

　スライド番号を挿入することで、現在何番のスライドを説明しているのかを明確に表すことができる。質疑応答の際に「〇番のスライド」と質問をされた場合でも、そのスライドを的確に開ける。

<スライド番号の挿入方法>　【全 Ver 共通】
① リボンの【挿入】→【テキスト】→【スライド番号の挿入】を選択する。

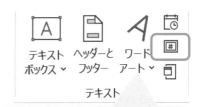

①リボンの【挿入】→【テキスト】
→【スライド番号の挿入】を選択

② 【スライド番号】にチェックを入れて、現在のスライドのみにスライド番号を入れる場合は【適用】を、すべてのスライドにスライド番号を入れる場合は【すべてに適用】を選択する。
※タイトルスライドにスライド番号を入れたくない場合は【タイトルスライドに表示しない】にチェックを入れる。

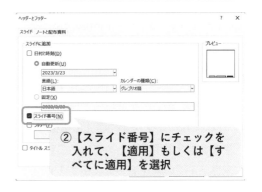

②【スライド番号】にチェックを入れて、【適用】もしくは【すべてに適用】を選択

③ スライドデザインごとに設定された場所にスライド番号が挿入される。

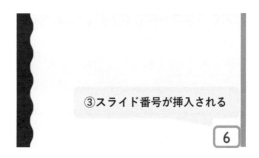

③スライド番号が挿入される

（6）箇条書きの挿入

　Word でも箇条書きの使用方法を説明したが、PowerPoint でも箇条書きはよく使われるもののひとつである。下記の 2 スライドを比較してほしいが、どちらが見やすいかは一目瞭然である。

文章のみのスライド	箇条書きを活用したスライド
報告会の開催について 第20回看護事例報告会は2024年11月26日（火）19時より看護研究会館にて開催いたします。参加費は研究会会員は無料、非会員は1,000円です。学生の参加費は無料です。なお、事前の申し込みは不要です。報告会についての問い合わせは000－0000－00000までお電話でお願いいたします。	報告会の開催について ◆第20回看護事例報告会の開催概要について ➤開催日時：2024年11月26日（火）19時～ ➤開催場所：看護研究会館 ➤参加費：研究会会員・学生　無料、非会員　1,000円 　※事前の申し込みは不要 ➤問い合わせ先：TEL 000－0000－00000

<箇条書きを活用する際の体言止め>
　箇条書きを活用する際には極力文章では書かず、必要な文言を体言止めで簡潔に記述すること

が重要である。長い文章が記述されていると、見ている側が読むことを放棄することにもつながってしまう。明確な決まりはないが、スライド内では長くても２行程度でおさめることが望ましい。

＜箇条書きの親子関係＞

　箇条書きのレベルを動物に例えると一番上のレベルが「動物」、次のレベルが「哺乳類」「爬虫類」「鳥類」といった分類となり、一番下のレベルが「猫」「ナマケモノ」といった動物の名前となり、それぞれの内容が親子関係となっている。

　一方で、右の例をみると「動物」と「哺乳類」が同じ箇条書きのレベルとして記載されているが、これは同じレベルとして記載すべき内容ではないため、正しい記載方法とは言えない。また、「猫」と「爬虫類」も同じレベルで記載すべき内容ではないため、こちらも正しい記載方法とは言えない。

　箇条書きを活用するためにはこの親子関係をしっかりと整理したうえで記述するとともに、親の記述は子の内容を簡潔に表現するものでなければならない。

箇条書きの親子関係

- ■ 動物
  - ➤ 哺乳類
    - ・ 猫
    - ・ ウォンバッド
    - ・ ナマケモノ
  - ➤ 爬虫類
    - ・ ワニ
    - ・ トカゲ

- ■ 動物
- ■ 哺乳類
  - ➤ 猫
  - ➤ **ウォンバッド**
  - ➤ **ナマケモノ**
  - ➤ 爬虫類
    - ・ ワニ
    - ・ トカゲ

＜箇条書きの行間設定＞　【 全 Ver 共通 】

　箇条書き同士の間が狭くなると読みにくい印象を与えてしまうため適度な間隔が必要となる。下図は箇条書き間の間隔を狭めたものと広げたものの比較である。

　箇条書きの間隔を広げるためには下記の手順に従う。

報告会の開催について
◆第20回看護事例報告会の開催概要について
➤開催日時：2024年11月26日（火）19時～
➤開催場所：看護研究会館
➤参加費：研究会会員・学生　無料、非会員　1,000円
　※事前の申し込みは不要
➤問い合わせ先：TEL 000－0000－00000

**箇条書き同士の間が狭く
読みにくい印象がある**

報告会の開催について
◆第20回看護事例報告会の開催概要について
➤開催日時：2024年11月26日（火）19時～
➤開催場所：看護研究会館
➤参加費：研究会会員・学生　無料、非会員　1,000円
　※事前の申し込みは不要
➤問い合わせ先：TEL 000－0000－00000

**箇条書き同士の間が広がり
読みやすくなった**

① 箇条書きの間隔を調整したい範囲をドラッグしながら選択する。
② 右クリックし【段落】を選択する。
③ 【行間】の項目を【倍数】に変更する。
④ 【間隔】の数値を 1.4～1.6 程度の値に変更し、【OK】を選択すると行間が広くなる。なお、【間隔】の数値は目安であり、実際に広げる際には

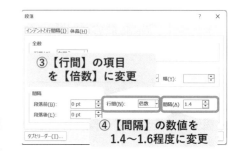

様々な数値を試し入力し、自身が求める間隔に設定してほしい。

(7) テキストボックスの挿入

レイアウトの設定にて【タイトルとコンテンツ】を選択すると、テキストの入力が行える状態となるが、そのほかの場所にテキストを入力したい場合にテキストボックスの挿入を行う。なお、テキストボックスには横書きと縦書きの２種がある。

＜テキストボックス(横書き)の挿入方法＞　【全 Ver 共通】

① リボンの【ホーム】→【図形描画】→【図形】を選択し、一覧にある A を選択する。もしくはリボンの【挿入】→【テキスト】の A を選択する。

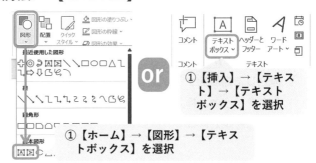

① 【挿入】→【テキスト】→【テキストボックス】を選択

① 【ホーム】→【図形】→【テキストボックス】を選択

② テキストボックスを入力したい箇所でドラッグしながらテキストボックスの領域を広げて挿入する。なお、横幅は設定した範囲で固定されるが、高さは入力した行数によって自動調整される。

③ テキストボックスの挿入が完了し、テキストボックス内に文字入力を行えるようになる。

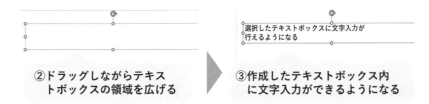

②ドラッグしながらテキストボックスの領域を広げる

③作成したテキストボックス内に文字入力ができるようになる

(8) 図形の挿入

プレゼンテーション用スライド作成において、見やすいスライド作りのために図形の活用は欠かすことができない。文字のみで記述するよりも、視覚的に訴えかけることができるからである。

図形は、強調したい箇所への活用、物事の流れを示すフローチャートの作成、地図等の図形を組み合わせたイラストの作成等に使用されることが多い。

＜図形の挿入方法＞ 【全 Ver 共通】

① リボンの【ホーム】→【図形描画】→【図形】を選択する。

② 挿入したいオブジェクトを選択する。

③ 挿入したい場所でドラッグしながら大きさを調整し挿入を行う。なお、線の場合は【Shift キー】を押しながらドラッグすると水平もしくは垂直に線を引くことができる。また、四角形のオブジェクトの場合は、【Shift キー】を押しながらドラッグすると正方形に、円の場合は正円で作成することができる。

④ 挿入した図形をクリックし、キーボードで文字入力を行うと、挿入した図形に文字列を書き入れることができる。

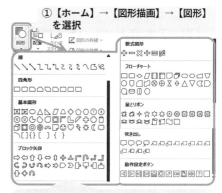

①【ホーム】→【図形描画】→【図形】を選択

②一覧から挿入したいオブジェクトを選択

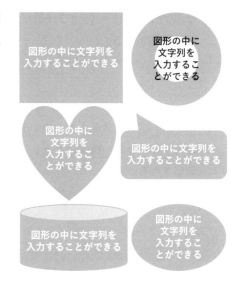

＜図形の編集方法＞ 【無料 Web 版のみ一部機能なし】

挿入した図形に効果を加えることで、見せ方を工夫することができる。

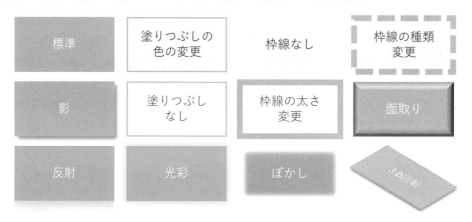

挿入した図形の塗りつぶしの色・枠線の色・枠線の太さ・枠線の種類を変更する場合や効果を追加する場合は、図形を選択後にリボンの【図形の書式】→【図形のスタイル】内にある【図形の塗りつぶし】・【図形の枠線】・【図形の効果】から選択する。

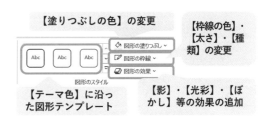

また、【図形の塗りつぶし】左横にテーマ色に沿った図形のスタイルが複数種類用意されているため、そこから選択することもできる。

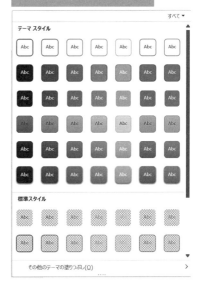

CHECK!!　**同じサイズの図形を複数作る場合**

ひとつずつ作るとサイズが異なってしまう可能性があるので、最初に作成した図形をコピーして複製すると同じサイズの図形を複数作ることができ、統一感のあるスライド作りにつなげることができる。

CHECK!!　**図形に文字が入力できない!?**

図形の塗りつぶしを白にした後、「図形に文字が入力できない」といった声がよく聞こえてくるが、これは図形を作成した際に標準の文字の色が白のため、白の背景色に白の文字で入力しているため、実際には入力できているものの単純に見えないといった状況である。このような時は焦らず文字の色を白から別の色に変更することで解決できる。

また、図形をコピーして貼り付ける際に、【画像】として貼り付けてしまった場合はその後の図形の編集ができなくなってしまうため、文字の入力のほか、塗りつぶしの色の変更や枠線の変更もできなくなってしまう。

＜図形の調整＞　【 無料 Web 版のみ機能なし 】

一部の図形では、図形の挿入後の枠線に黄色の●が表示される場合がある。このような図形の場合、角の丸みを調整できたり、矢印の幅や長さを変更できたりする。

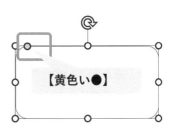

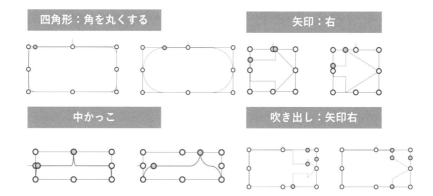

＜図形の回転＞　【全 Ver 共通】

　挿入した図形を回転させたい場合は図形上部に表示される回転マークをクリックしながらマウスを動かすと図形が回転する。

　なお、【Shift キー】を押しながら回転させると、一定角ごとに回転させることができるため、角度の調整を行いやすい。

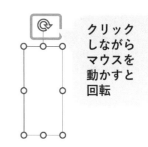

＜図形の前後関係＞　【全 Ver 共通】

　図形を複数用いて、重ね合わせを行う際には順序関係を整理しなければならない。図形の順序は図形を選択後、リボンの【ホーム】→【図形の描画】→【配置】を選択後、【オブジェクトの順序】の中から配置したい位置を選択すると順序を変更できる。

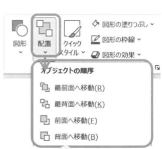

配置したい順序を選択

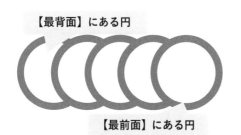

＜図形のグループ化＞　【全 Ver 共通】

　複数の図形を 1 つのかたまりとして扱うことができ、まとめて移動や編集等を行える機能がグループ化である。

① グループ化したい図形をドラッグしながら選択するか、【Shift キー】を押しながらクリックしながら図形 1 つずつを選択

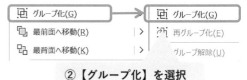

② 【グループ化】を選択

していく。

② 選択した図形上で右クリック→【グループ化】→【グループ化】を選択する。

③ グループ化を解除した場合は、同様の手順で【グループ化を解除】を選択する。

＜図形の配置：単独での配置方法＞ 【 全 Ver 共通 】

図形の配置機能を活用することで、スライド内にきれいに図形を配置する機能である。

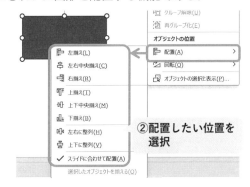

① 図形を選択した状態で、リボンの【ホーム】→【図形描画】→【配置】を選択する。

② 【オブジェクトの配置】を選択して、配置したい位置を選択する。

※スライドの中央に配置する場合は移動時に赤線でガイドが表示されるため、それに従っても均等に配置することができる。

＜図形の配置：複数図形を配置する方法＞ 【 全 Ver 共通 】

複数の図形を用いる場合には、左右対称でなかったり角度が揃っていなかったりすると雑に作成した印象を与えてしまうため注意が必要である。複数の図形を同時に配置する機能がないため、下記の手順できれいに配置してほしい。

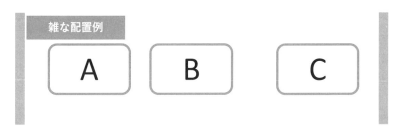

① ガイドに沿って、それぞれの図形の間隔と高さを揃える。

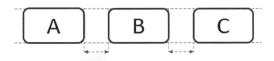

①ガイドに沿って図形の高さと間隔を揃える

② ３つの図形をグループ化する。

③ リボンの【ホーム】→【図形の描画】→【配置】→【配置】→【左右中央揃え】を選択すると、３つの図形がスライド内に均等に配置される。

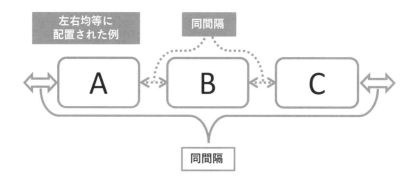

＜図形の角度の調整＞　【 全 Ver 共通 】

　図形の大きさや配置だけではなく、図形を回転させた場合にその角度を統一することにより、よりスライドをきれいに見せることができる。

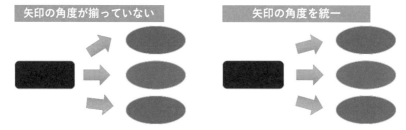

　図形を回転させた際に角度を揃える方法として、図形を上下反転もしくは左右反転させる方法を用いることで簡単に角度を揃えることができる。

① 回転させた図形をコピーする。
② コピーした図形をリボンの【ホーム】→【図形描画】→【配置】→【回転】→【上下反転】を選択して反転させる。
③ 反転させたオブジェクトをガイドに従って整列させると、矢印の角度が上下で揃った図形の組み合わせが完成する。

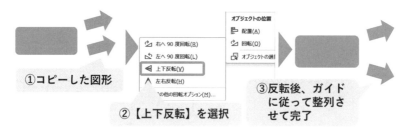

＜図形の結合＞　【 無料 Web 版のみ機能なし 】

　Microsoft Office では様々な図形が用意されているが、複数の図形を組み合わせてオリジナルの図形を作成することができる。この作業を行う際に使用するのが、図形の結合である。

　図形の結合には【結合】【型抜き/合成】【切り出し】【重なり抽出】【単純型抜き】の５つの方法が

ある。なお、図形の結合を行う場合は図形を選択する順番によって結合結果が異なってくるため、下記では「丸」の図形をはじめに選択し、「四角」の図形を 2 番目に選択した場合で説明を行う。

① キーボードの【ctrl キー】を押しながら、「丸」の図形、「四角」の図形の順に選択する。

② リボンの【図形の書式】→【図形の挿入】→【図形の結合】を選択する。

③ 5 つの方法が表示されるため、結合を行いたいものを選択する。なお、それぞれの結合結果は下記に示す。それぞれの図形にはスタンダードな図形同様に文字入力を行うことができる。なお、【切り出し】のみ図形が 3 つ生成される。

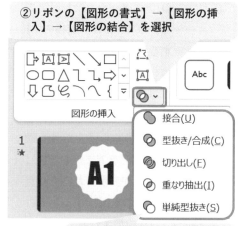

用意した図形と選択順／結合／型抜き／切り出し／重なり抽出／単純型抜き

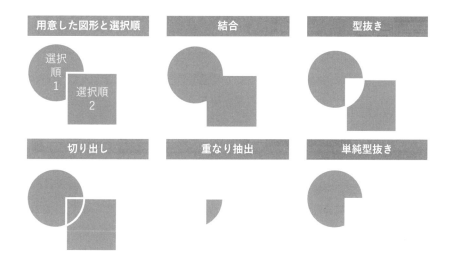

（9）アニメーションの追加

作成した図形や文字列にはアニメーションによる効果を追加できる。アニメーションを活用することで、強調させたい箇所を効果的に見せることができる。後述するプレゼンテーションの場面において従来のレーザーポインタの使用に代わり、アニメーションを使用することでわかりやすく聴衆に強調箇所を示すことも可能である。

一方で、効果的に見せることができるアニメーションであるが、過度な使用は逆効果になるために注意が必要である。特に、アニメーションの多用により、本来であれば長時間画面上に示しておきたい内容も、アニメーションの使用により視界にとどまる時間が短くなってしまうということもある。

<アニメーションの追加方法>　【 全 Ver 共通 】

① アニメーションを追加したい図形を選択する。

　※文字列にアニメーションをつけたい場合は、文字列をドラッグして選択する。

② リボンの【アニメーション】→【アニメーションのスタイル一覧横の▼】を選択する。

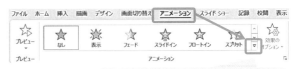

②【アニメーション】横の▼を選択

③【開始（図形を出現させる際の効果）】【強調（図形を目立たせる効果）】【終了（図形を消す際の効果）】の３種の一覧が表示されるため目的に応じたものを選択するとアニメーションが追加される。

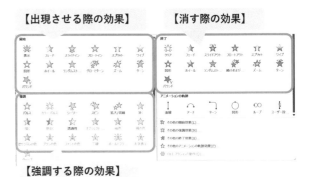

【出現させる際の効果】　　【消す際の効果】

【強調する際の効果】

<アニメーションの順序の変更>　【 無料 Web 版のみ操作方法異なる 】

　アニメーションは指定した順番でクリックした際もしくは指定したタイミングで効果が開始される。順番やタイミングはアニメーションウィンドウで変更ができる。

　アニメーションウィンドウはリボンの【アニメーション】→【アニメーションの詳細設定】→【アニメーションウィンドウ】で表示できる。

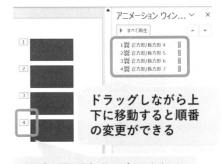

ドラッグしながら上下に移動すると順番の変更ができる

順番が図形左上に表示される

<アニメーションのタイミング>　【 無料 Web 版のみ機能なし 】

　アニメーションの開始のタイミングはアニメーションウィンドウの各オブジェクトを右クリックすることで選択できる。【クリック時】【直前の動作と同時】【直前の動作の後】の３つのタイミングから選ぶことができる。

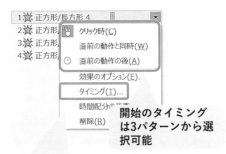

開始のタイミングは3パターンから選択可能

タイミングを変更する場合は【タイミング】を選択

　また、各動作の継続時間や開始までのタイミング
を調整する場合は、下部の【タイミング】を選択する
と時間の調整を行うことができる。

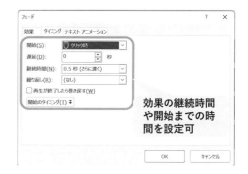

効果の継続時間
や開始までの時
間を設定可

　アニメーションが追加されたスライドのサムネイ
ルにはスライド番号の下に【★】が表示されるため、
サムネイルでどのスライドにアニメーションが追加
されているのかを確認することができる。また、こ
の【★】をクリックすることでアニメーションのプレ
ビューを行うことができる。

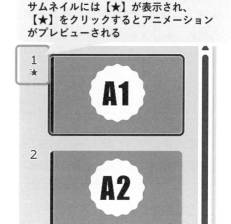

アニメーションが追加されたスライドの
サムネイルには【★】が表示され、
【★】をクリックするとアニメーション
がプレビューされる

（10）画面の切り替え　【全 Ver 共通】

　スライドを切り替える際に、効果を追加できる機能である。リボンの【画面の切り替え】から切
り替えの際の効果を選ぶことができる。様々な効果が用意されているが、発表の場によっては過
度な効果は控えるほうがベターである。

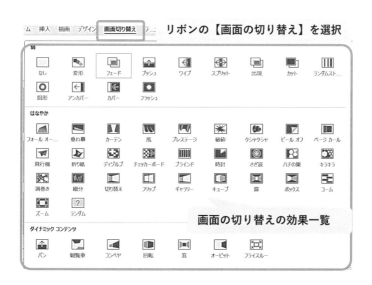

リボンの【画面の切り替え】を選択

画面の切り替えの効果一覧

6.4.4 PowerPoint でのプレゼンテーション技術

　よいプレゼンテーションを行うためには見やすいプレゼンテーションスライドの作成だけではなく、発表における姿勢やテクニックもとても重視される。日ごろから意識してプレゼンテーションを行い、経験を蓄積していくことで、医療機関内でのプレゼンテーションや学会・研究会でのプレゼンテーションにもつなげることができるため、スライド作りとともに発表姿勢についても意識してもらいたい。

（1）プレゼンテーションのシナリオ作り

　6.4.3 にてスライド作りの基礎を学んだが、実際にプレゼンテーション用スライドを作り始める前にシナリオを作成することで、内容の整理を行うことができる。この際に、実際に見る側・聴く側の立場に立ってどのような流れで説明するとより理解してくれるかを考えることが重要である。また、聴衆がどのような人たちなのかを設定することも欠かせない。

　・発表内容について詳しくない聴衆
　・発表内容について大まかには理解している聴衆
　・発表内容について精通している聴衆

　聴衆を設定することで、スライド内で使用する基礎知識についての説明が必要かどうか、専門用語についての説明が必要かどうかを判断し、内容を理解してもらうためにはそれらの説明から入ることも必要となる。

（2）スライドショーの始め方　【無料 Web 版のみ一部機能なし】

スライドショーを始める方法として下記の 3 種類がある。
① リボンの【スライドショー】→【最初から】を選択して開始
② ズームバー横の【スライドショー】を選択して開始
③ キーボードの【F5キー】を押して開始

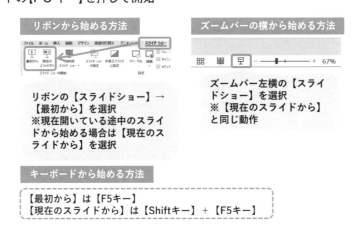

どの方法で始めても問題はないが、マウスでの操作が不要で円滑にスライドショーを始めることができることから、③のキーボードの【F5 キー】から始める方法はぜひ頭に入れておいてほしい。

（3）発表者モードの活用

プレゼンテーションソフトウェアではスクリーンやモニタにスライドを投影する際、自身のコンピュータにメモや時間や次に表示するスライドを表示させることができる発表者モードがある。アニメーションを使用しているスライドの場合は、次の動作でアニメーションをどのように表示させるかも確認することができる（※アニメーションの動きまでは表示されない）。

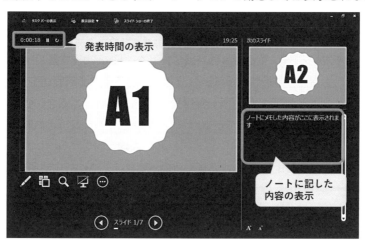

（4）発表時間の厳守

学会等では発表時間・質疑応答時間が明確に決められていることも多く、時間に応じて下記のようにベルが鳴らされる。

・発表時間 1 分前：ベル 1 回

・発表時間ちょうど：ベル 2 回

・発表時間＋質疑応答時間終了：ベル 3 回

　※ベル 3 回後、終わる気配がない場合はベルが連打される場合もある。

発表時間が決められている場合、あまりにも短い時間の発表を行った場合、内容がスカスカな印象となってしまう。一方で、発表時間を大幅に超過した場合は内容をまとめ切れていないだらだらした印象の発表となってしまう。そのため、発表時間ちょうどに収まるように内容を調整するとともに、練習を重ねてプレゼンテーションの本番に臨んでほしい。

> ### Column　発表原稿はあり？　なし？　スマホを見ながらはあり？
>
> 　発表原稿は話す内容を整理するためには有用なものとなるが、発表原稿を読みながら発表した場合、自身の発表内容を把握していないととらえられるとともに、スライドの切り替え時などに読む場所を見失うことも十分に考えられる。また、発表原稿のみを見ていると、聴衆がどのような感じで聴いているのかを見ることができなくなってしまう。可能であれば原稿はあまり見ず、聴衆の方を極力見ながら発表できるようになると、プレゼンテーションの質もより向上する。
>
> 　また、近年スマホを見ながら発表するような場面も見られるようになってきたが、原稿を作成する場合でもスマートフォンを見ながらの発表は印象を悪化させる原因にもなりうるため避けるべきである。

（5）発表者ノイズ

　プレゼンテーションを行う際、プレゼンテーションの内容を効果的に聴衆に伝えるためには聴衆が邪魔だと思う言動、気になる言動は極力避けなければならない。このようなプレゼンテーションの妨げとなるものを**発表者ノイズ**とも呼ぶ。発表者ノイズの代表例として発表者の口癖や話始めのアクションがある。よくある例としては「え〜」「んっとー」などが、話始めの際に都度入るケースである。本人は意識しておらず、緊張からくるものの可能性もあるが、聴いている側からするとこれらの発言はなくてもよいものであり、過度に使用されると意識が「え〜」「んっとー」のしつこさに向いてし

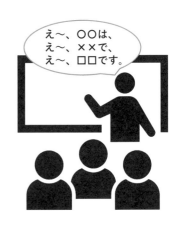

まう可能性もある。また、過度な咳払いなども同様な印象を与えてしまうため避けた方がよい。

　発言のほか、体の動きやアクションも聴衆が気になる要素の１つである。こちらも緊張からくるものであるが、体がメトロノームのように左右に揺れることが学生の発表でよくみられる。こちらも過度に揺れると聴衆の意識が揺れに向いてしまうこともあるため、避けた方がよい動きの１つである。

　これらの発表者ノイズは自身では気が付かないことも多い。そのため、プレゼンテーション時の自身の言動に少し気を付けてみるほか、学生同士で相互評価を行い、気になる点を指摘しあい改善に結びつけることができるとよりよいプレゼンテーションを実現することができる。

（6）会場ノイズ

　発表者ノイズだけではなく、会場の構造によってはスクリーンに映し出されたものが前にいる人の頭でスライドの一部が見えず、正しく理解できない場合がある。このような場合を**会場ノイ****ズ**と呼ぶ。会場の構造を変更することが難しいため、事前に会場ノイズがありそうなことがわかっ

ている場合は、スライドを使う位置を工夫することで、聴衆に配慮したプレゼンテーションを行うことができる。具体的には頭と被りそうなスライドの下部の使用は避ける方法があげられる。この時、スライドの下部が不自然にあくこととなるが、発表時に「会場の構造の関係から後方からでも内容を把握いただけるようスライドの下部は使用せずに作成しています」等の言葉を添えると、配慮したプレゼンテーションであることを伝えることができる。

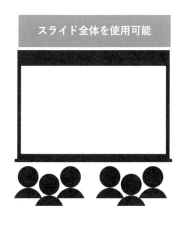
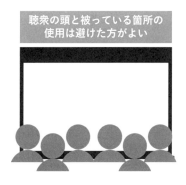

（7）レーザーポインタ

強調したい箇所にレーザーを当てて説明する場面がよく見られるが、演者が聴衆の方を見ながらレーザーポイントを指していた時、関係ないところや天井を指しているところを見たことはないだろうか。また、見ながらレーザーポインタを指す場合でも、ちょっとした手の動きによりレーザーポインタで指している部分がブレブレになるため、安定して指すことが思いのほか難しく、逆効果になってしまうこともある。

このようにレーザーポインタを指している際のブレを避けながら強調をする方法として、あらかじめ強調したい箇所が決まっている場合は、アニメーションで強調したい箇所を目立つ色で囲む等の対応を行うと、よりスマートに強調をすることができる。

以上のポイントをおさえ、よりよいプレゼンテーションを行えるようになってほしい。

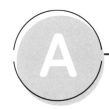

章末問題解答

索 引

佐瀬　雄治（させ　ゆうじ）

北海道情報大学　医療情報学部医療情報学科　准教授（現任）

2008 年 3 月 北海道大学医学部保健学科放射線技術科学専攻 卒業
2010 年 3 月 北海道大学大学院保健科学院保健科学専攻(修士課程)修了
2011 年 3 月 小樽商科大学大学院商学研究科アントレプレナーシップ専攻 修了

● **著書**

医療情報　医療情報システム編　第 7 版/篠原出版新社
医療情報　情報処理編　第 7 版/篠原出版新社
医療情報　医学医療編　第 7 版/篠原出版新社
医療情報技師能力検定試験　過去問題・解説集/南江堂（2018 年～ 2022 年まで）
医療経営士テキストシリーズ 中級［専門講座］(5)先駆的事例に学ぶ経営手法の新
戦略/日本医療企画

看護のための情報リテラシー（かんご　じょうほう）
──ICT を活用した情報科学の基礎から Office の操作まで──（かつよう　じょうほうかがく　きそ　そうさ）

2023 年 11 月 25 日　第 1 版第 1 刷発行　　Printed in Japan
©Yuji Sase, 2023

著　者　佐瀬　　雄治
発行所　東京図書株式会社
〒 102 - 0072　東京都千代田区飯田橋 3 - 11 - 19
振替00140 - 4 - 13803　電話03(3288)9461
http://www.tokyo-tosho.co.jp

ISBN 978 - 4 - 489 - 02414 - 6

Ⓡ〈日本複製権センター委託出版物〉
◎本書を無断で複写複製（コピー）することは，著作権法上の例外を
　除き，禁じられています．
　本書をコピーされる場合は，事前に日本複製権センター（電話：
　03-3401-2382）の許諾を受けてください．

●レポートを書くときに迷わず使えて役に立つ

よくわかる統計学

看護医療データ編　第3版

B5判変形 256頁 定価2420円

ISBN 978-4-489-02351-4

石村友二郎・久保田基夫 著、
石村貞夫 監修

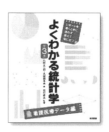

●健康データの分析から活用まで丁寧に解説

これで使える！
保健師のためのデータ活用ブック

A5判 208頁 定価2640円 ISBN 978-4-489-02298-2

中板育美 編著

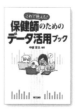

●はじめて医療データの解析をする人に

Excelで学ぶ
医療・看護のための統計入門

B5判変形 256頁 定価2640円 ISBN 978-4-489-02345-3

石村友二郎・今福恵子 著、　**石村貞夫** 監修

●統計の基本的考え方から論文への記載例まで

おしえて先生！
看護のための統計処理

B5判変形 240頁 定価2750円 ISBN 978-4-489-02287-6

石村友二郎・石村光資郎・鹿原幸恵・江藤千里 著

東京図書